Guenaul Tchoufong

L'agonie d'un Infecté sous la sentence du Covid-19

Guenaul Tchoufong

L'agonie d'un Infecté sous la sentence du Covid-19

Éditions Muse

Imprint
Any brand names and product names mentioned in this book are subject to trademark, brand or patent protection and are trademarks or registered trademarks of their respective holders. The use of brand names, product names, common names, trade names, product descriptions etc. even without a particular marking in this work is in no way to be construed to mean that such names may be regarded as unrestricted in respect of trademark and brand protection legislation and could thus be used by anyone.

Cover image: www.ingimage.com

Publisher:
Éditions Muse
is a trademark of
Dodo Books Indian Ocean Ltd., member of the OmniScriptum S.R.L Publishing group
str. A.Russo 15, of. 61, Chisinau-2068, Republic of Moldova Europe
Printed at: see last page
ISBN: 978-620-2-29992-3

L'AGONIE D'UN INFECTÉ

Sous la sentence du Covid-19.

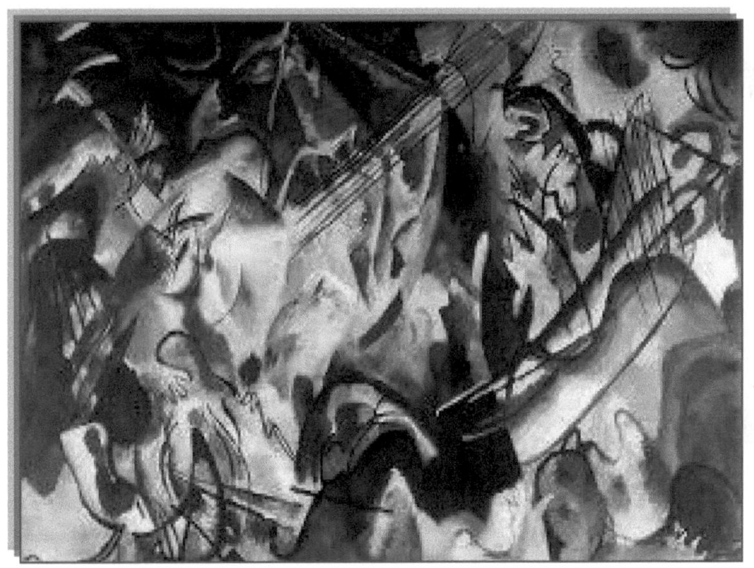

Par **GUENAUL TCHOUFONG**

中国 - Wuhan

L'AGONIE D'UN INFECTÉ

Sous la sentence du Covid-19.

GUENAUL TCHOUFONG

L'AGONIE D'UN INFECTÉ

Sous la sentence du Covid-19.

Guenaul TCHOUFONG,
L'agonie d'un infecté ; sous la sentence du
covid-19. Douala 2020

Guenaul TCHOUFONG,
L'agonie d'un infecté ; sous la sentence du covid-19. Douala 2020

Avant-Propos

Avant de commencer, permettez-moi de rendre hommage à l'art littéraire ; ce chef-d'œuvre de l'esprit, qu'est la littérature.

Je m'inscris volontier à la brillante pensée de Diderot, qui soutient en son Encyclopédie,art.Littérature(Jaucourt)1772 que : « Malgré la critique amère des bouffons ignorants, nous osons assurer que les lettres peuvent seules polir l'esprit, perfectionner le goût, et prêter des grâces aux sciences. Il faut même pour être profond dans la littérature, abandonner les auteurs qui n'ont fait que l'effleurer, et puiser dans les sources de l'Antiquité, la connaissance de la religion, de la politique, du gouvernement, des lois, des mœurs, des coutumes, des ceremonies, des jeux, des fêtes, des sacrifices et des spectacles […] ». Alors, que mon écriture vous soit instructive, et ma voix, constructive.

GUENAUL TCHOUFONG.

Chapitre I

De l'épidémie à la pandémie ; très vite la vie bascule.

- **Le Nord-Ouest et le Sud-Ouest sont en crises ; l'adrénaline brûle.**

Vulriche Zhū féng ; avant le jour sombre où il chopa le covid-19, était assurément le plus admirable des adolescents de son village. Il avait 26 ans, ériger sur 1,74 m ; carrure d'athlète. Des jambes olympiens et bras musclés comme vous l'aviez certainement imaginé !? Qui s'emboîtaient magnifiquement bien dans un buste d'ours ; donc le tout était d'une silhouette douce comme un petit agneau blanc, et fort comme un bœuf de labour. Entrevoyez la plus solide des pattes, la plus cuirassée, et la plus présentable. On l'eu traité d'Hercule tant de son physique de fer que de son moral d'acier, sans ce petit visage d'enfant qu'affichait sa belle tête angélique ; coupée par un immense béret, bien rasée, triangulaire et anguleux comme celui d'un fennec. En fait d'ornement, il s'enfilait dans de humbles tenues de province, sans extras ; et était en tout, sobre ; tant en parole, en action, qu'en nourriture. Il usait de toute chose avec retenue et modération. Jamais il n'avait fait emploi de sa force pour abuser d'autrui. Mais à la renverse, il évitait les affronts, agissait avec docilité, et recevait souvent même des taloches sans les restituer. Dans sa forte poitrine, gisait du cœur à revendre. Il volait toujours volontier, à la rescousse de quiconque était en nécessité. Lui (disons-le tout de suite), bien que fort occupé entre ses travaux et ses livres, trouvait toujours de son temps, une place pour une doléance adressée, un appel à un coup de main, une commission, ou encore pour une séance de travail avec les jeunes lycéens du village.

Oui ! À cet ensemble brute et adroit, assortez aussi une cervelle bien fournie, minutieusement garnie, et pleine à la jauge ; à la fois des sciences physiques et philosophiques ; loin de l'éveillé d'Edmond About certes, mais dotée d'une ouverture d'esprit qu'on n'acquiert qu'au sortie de chez Robert de Sorbon ; d'un pouvoir de pénétration des concepts mythologiques les plus absurdes, et aux senses allégoriques. Un encéphale qui spécule sur la hausse de la dette économique japonaise, et les revendications à en finir des gilets jaunes Francais ; qui condamne mélancoliquement l'impunité des féminicides de l'Inde et du Mexique, et salut bien qu'avec quelques retenues, le programme politique de Joe Biden.

Vulriche Zhū féng aimait s'instruire ; et puisque les réseaux électrique et téléphonique faisaient quelquefois défaut dans cette zone, alors il optait pour la presse et les livres. Il y consacrait passionnément plus de la moitiée de son temps. Et rejetait fermement ce punchline populaire qui stipule que : « si tu veux cacher quelque chose à un noir, il faut le marquer dans un livre. » Il haïssait cette pensée, et tous ses succédanés ; ainsi que tous ces jeunes de sa génération qui, par leur laisser-aller, leur l'oisiveté, leur non-résilience, bons à rien et grouillants encore sous le toit paternel, ne faisaient que l'accréditer. À ce propos, on l'entendait souvent dire aux plus jeunes à l'occasion, et sans mansuétude : “Exit laxity, dare to progress !” ce qui se traduit : Osons pour progresser, exit la feignantise.

Il avait les pieds sur la rouge terre battue de sa campagne, mais la tête dans l'univers tout entier. Il se défendait citoyen du monde et de toutes ses couleurs ; alors avec franc-parler, il maniait la plume du dramaturge Jean-Baptiste Poquelin, et les vocables les plus choisis de Confucius. L’anglais lui était ancré comme langue par défaut parce que, ressortissant de la partie anglophone du pays. Et puisque nous essayons jusqu'ici (tant bien que mal,) de dresser un fidèle portrait de l'héro de ce récit, il est préjudicieux de vous recommander, d'affecter à ce tout qui précède, une enfance ardûe, et une fidélité au catéchisme. Ainsi et seulement, vous obtiendrez l'identité complète du TGV444 : pseudo par lequel, les parents du village l'avaient surnommé ; d'une part pour son caractère à la fois téméraire, solitaire et solidaire ; Et d'autre, en guise de gratitude pour son exemplarité dans la contrée. Nous aussi, le surnommerons ainsi à l'occasion.

Bien que propre de texture et brillant de mémoire tel un CFA neuf, Vulriche Zhū féng habitait la campagne ; Ntumbaw : Un hameau de la zone anglo-saxonne du Cameroun. Situé dans la commune de Ndu, et rattaché au département du Donga-Mantung dans la région du nord-Ouest. C'est un joli groupe de plus de 200 maisons, dont les habitants sont plus riches, plus propres, et plus instruits que le commun des villageois. Ils cultivent la terre en jardiniers et non en laboureurs ; payent avec apprêtés, les traitements d'un instituteur chez un médecin communal ; construisent sans emprunt un pont, un forage, un édifice public. Et les rues de leur petite commune ressemblent en tout instant, à de petits paradis terrestres. Profil d'ailleurs propre à tous les bourgs des régions du Nord-ouest et du Sud-Ouest Cameroun : Ex-colonies du Royaume-Uni ; appréciés des touristes, et enviés par le restant du pays. Tant ils brillent par l'hospitalité, la convivialité, et la bonne moralité.

Cette bourgade de nobles jardinets, où les paysans (Petits capitalistes,) cultivent quelques légumineuses et qu'ils ornent de saules, de sureaux et de groseilliers, est reliée aux agglomérations de Kakar, Mbandung, Sop et Ntaba, par une petite route ruralle. Une seconde passe par les localités de Ndu, Njilah, Wowo et Sehn. Ntumbaw est aussi relié à Njirong,

Ngarbuh, Nbawrong, Ngfu et Sinna. Situation stratégique, qui la place directement au cœur des activités économiques départementale.

Fort de ses dix établissements, primaires, secondaires et sanitaires ; et alimenté par trois postes de transformateurs forces, la vie à Ntumbaw était jusqu'alors paisible ; et brillait de mille feux. Jusqu'aux jours où, se relevèrent dans la région les revendications de sécession des deux provinces anglophones, de l'État du Cameroun. Les leaders de cette contestation demandaient pour la majorité, un retour au fédéralisme ; mais une minorité réclamait catégoriquement, la proclamation et l'indépendance d'un nouvel État ; constitué uniquement du Nord-ouest et du Sud-ouest Cameroun : l'Ambazonie.

Le gouvernement central ; concentré à Yaoundé (capitale politique du pays), va non indulgemment et simplement juger cette requête d' « irrecevable ! » ; ce malgré la présentation explicite des doléances et accusations, que ces derniers portaient contre lui.

En effet, ces sécessionnistes revendiquaient la marginalisation de la minorité anglo-saxonne, aussi bien du budget de l'État, que de l'administration des affaires de la nation. Ils dénonçaient avec force, la non observance du gouvernement en place, des clauses de la conférence de Foumban, tenue la veille de l'instauration du fédéralisme.

Longue, longue, longue était la période que cela durait ; une trentaine d'années déjà en moyenne, et à laquelle le gouvernement s'entêtait et jouait à la sourde oreille. Cependant le mal se constipa ; dégénéra. On passa alors très vite de critiques administratives, à crise politique ; et inexorablement, à conflit armé carrément ; ce au grand péril de la communauté civile.

➢ Le Massacre du bourg de Ngarbuh.

De la majorité anglophone qui ne souhaitait qu'un retour au fédéralisme, était née une organisation d'autodéfense, avec l'aide des forces de sécurité ; ce afin de contrecarrer la minorité sécessionniste, devenue extrémiste.

C'est ainsi qu'à répétition, les villages de ces régions vont enregistrer tel un fléau, le passage de cette rébellion ; laissant à chaque fois une traînée sanglante sur le trajet.

" Un matin de janvier, une trentaine d'individus ; membres de la révolte, armés de haches, de machettes et d'armes à feu, dévalent des montagnes environnantes, et entrent dans la communauté de Ngfu (base de l'organisation de l'autodéfense,) alors que l'on s'y préparait à célébrer nouvel an. Les encagoulés s'approchant des habitants, commencent par les agresser verbalement ; usant d'un vocabulaire grossier :

- Wretches, you're partying huh?? Damn ! Sons of a bitch! Now you're going to die, miserables traitors!! (Misérables, vous faites la fête hein !? fils de putes, maintenant vous allez mourir, misérables traitres !!)

- Help ! Help please ! (à l'aide ! à l'aide !)

- That's how traitors dies, damn it ! Big treacherous bitch, damn it ! Sons of a bitch! (Voici comment meurent les traitres ; putains, salopes, perfides ! Putains, fils de putes !)

Les paysans desarmés, insultés de « chiens de militaires!», sont ensuite attaqués physiquement ; tués et décapités. Les habitations brûlées ; toute la scène filmée, enregistrée et publiée sur le web. La tragédie est désolante à tout regard ; et vient incrémenter la file indénombrable de carnages et enlèvements perpétrés depuis lors dans la contrée." Au compteur : 3 000 morts déjà, et environ 700 000 déportés.

Aussitôt, l'État du Cameroun est pointé du doigt par la communauté internationale ; et Yaoundé entre en furie.

Mi-février, 2 h de l'après-midi :

Alors que le soleil atteint à peine son zénith, une des deux unités d'infanteries blindées de la division du GMI, investi le département du

Donga-Mantung et sa périphérie. Ce débarquement allié, est porteur d'un unique objectif : « Le ratissage contre la résistance ».

L'état-major s'installe à Ngfu. Des réunions sont tenues d'aussitôt ; l'une en interne le soir même du jeudi, et l'autre à l'aube ; entre officiers, policiers en postes dans la localité, et chefs locaux. Ils s'instruisent sur l'état des lieux, et profinent l'implémentation de l'opération « mission bravo ! » Constituent des escadrons, et établissent des liaisons radios.

2 heures plus tard, c'est le déploiement des forces : Tous les contingents, équipé chacun de mandats de perquisitions, se positionnent aux différents fronts de ripostes. C'est alors que l'on observe des soldats de la 51e brigade d'infanterie motorisée, patrouillant dans toutes les rues des villages de la localité.

Dès lors, tout était silencieusement sous contrôle, jusqu'à ce qu'une alerte radio ne signale : « ennemis en vue à l'Est de Ntumbaw !!! » d'un jeune recrue, parti en éclaireur une heure plus tôt. Au chef du bataillon en poste en ces lieux, de répondre : « reçu 5/5 ; on prend en main la situation ! » La troupe arrive devant le district qu'elle encercle. Une cinquantaine de soldats, certains masqués, attaque alors le quartier de Ngarbuh. L'ennemi super entraîné mais pris d'assaut, se camoufle dans la population.

Toutefois le garant de l'escouade réajuste délibérément la tactique prédéfinie de l'intervention ; il ordonne de rassembler les ressortissants, sépare les hommes des femmes et des enfants. Cependant, les habitants qui avaient aperçu à temps cette incursion armée dans le village, s'enfuirent à toutes jambes.

Les hommes détenus sont tués à bout portant dans les locaux repérés. À ce moment même, des tirs ennemis claquent alors des rues et maisons environnantes ; au régiment de contester. Et dans cette rudesse échange entre balistaires, des projectiles mal ajustés enrayent le ciel. Des civils sont atteints ; d'aucuns y perdent la vie.

Soudain, boom !! Une explosion sourde retentit ; une réserve de jerricans d'essence opaque, couverte de poussières de terre et de toiles d'insectes, venait de s'enflammer. Bon nombre encore vont succomber sous l'impact de cette éruption. Des lanières de chair par-ci, des démembrements de corps dans ce corner-là. Des restants de cabanes incendiées par les boulets de lance-roquettes, et d'où montent encore des colonnes de fumées, sont sinistres. Tout est désolé ! Et les survivants du naufrage, déboussolés !

Tel le massacre du bourg d'Oradour-sur-Glane, Ngarbuh et plusieurs autres districts de Ntumbaw ; dans le Donga-Mantung, sont abîmés.

Au bilan : 24 civiles dont 14 femmes et enfants, y ont perdu la vie.

➢ Le Virus calcine au delà de sa niche.

Des riverains partis en fuite à toute allure, Vulriche était du nombre. Il tenait la tête du peloton, et la main droite de Gertrude Ēnkămŭ sa sœur cadette, pour empresser ses pas. Dans son dos, Marceline Zhūmī sa mère encore forte alarmée, qui hurlait sa douleur d'une voix dolente ; car ce tragique drame venait d'ôter la vie à son époux, et à six de ses enfants.

Malgré tout, retenant ses larmes et son haleine, assourdissant son pas, le TGV444 dirigeait furtivement le triste groupe haletant, vers la gare du village voisin. Il n'avait qu'une seule idée en tête : Déserté les lieux.

Si vous n'avez jamais vu la célérité avec laquelle les déplacés syriens fuient depuis 10 ans aujourd'hui, les répressions sanglantes des manifestations prodémocratiques devant le régime de Bachar Al-Assad, vous n'aurez pas vraiment l'idée de la vitesse avec laquelle, cette grappe d'insurgés, s'empressait de déguerpir. Une dizaine au total, et de tous les âges. Le regard hagard, dilaté ; le rouge au front, et le cœur battant le sang aux tempes. Frénétiquement, ce groupuscule était profondément apeuré. À l'exception du gardien en chef : sorte de ranger antagonique, qui respirait à la fois la force, le calme et la bravoure.

Vulriche Zhū féng était d'une jolie force certes, mais trop connu dans le village pour n'avoir jamais eu l'occasion de se battre. Néanmoins, il éprouvait une sourde trépidation qui n'était point de la peur, mais qui produisait des effets analogues : Il alignait machinalement des pas fermes, trop fermes peut-être, et ce malgré la lourde charge qu'il accaparait avec solicitude ; bien que altruiste du reste, il allait droit son chemin comme une tempête. Battant de ses sabots de bois le sentier rural de Nbandung, sans même se préoccuper de ces masures qui bordaient la rue en file indienne.

Au bout d'une heure et demie de course de résistance contre la montre, ils débouchèrent avec fracas à l'agrégat dépeuplé de véhicules de transport. Le TGV444 y parvint toujours en premier. Et juste à temps pour profiter de l'occasion de Mikel Arteta ; un ancien camarade à lui, agent d'exécution relais d'Afrique, dans les rangs de Claude Vincent Poussin de la SCTIL de France ; qui transportait pour Yaoundé, des denrés alimentaires ; dons humanitaires de la non gouvernementale Human Right World.

Par premier instinct, il installa Marceline sa mère (toujours sanglotante,) sur les tines d'huile ; à son chevet, assise à l'étroit sur les paquetages, sa cadette ; à bout de souffle et aux membres flasques. Sa robe de ruban dentelle toute trempée de sueurs, paraissait translucide ; ce qui faisait distinguer au loin, les rondeurs de son corsage. Ainsi, elle avait cet allure des ados indiférents à tout mais matures d'esprit, qui payent souvent le lourd tribut du déséquilibre parentale dans les films de sciences fictions. Frémissante au moindre bruit, Gertrude restait cependant muette comme une tombe.

Des gestes de ses bras, Vulriche pressait le reste de hâter leur montée dans le fourgon. À peine qu'il ait constaté l'absence d'un compère à bord de l'attelage, qu'une voix maigre et étique, entrecoupée de graves poussées de toux sèches opiniâtres, et donc le tout était d'une intonation pathétique, se fit entendre à une cinquantaine de mètres : " help please !!! I'm at the end of my strength ! Coff ! coff ! I can't stand it anymore ! Please don't abandone me ! Coff ! Coff Coff ! (Aidez moi s'il vous plait ! Je suis à bout de force, coff ! Coff ! Je ne peux plus supporter ! S'il vous plait ne m'abandonnez pas ! coff ! coff ! coff !) " ; C'était le voyageur en retard.

Aussitôt, refermant délicatement le wagon de marchandises surchargé des clandestins passagers, Vulriche s'élança d'un bond au secours du sinistré ; sautant par-dessus les voitures comme un guépard, déchirant sa braie noir à certaines carrosseries rouillées d'automobiles abandonnées, il allait déterminer et au grand galop. Enjambant un échalier, il atteignit le nécessiteux en l'espace de deux minutes seulement. C'était le Père Marcelo peralta ; le saxophoniste du village. Epuisé, il s'était étendu sur son ventre non loin du rivage ; la joue contre le macadam encore ensoleillé, il respirait mélancoliquement. Le jeune Vulriche bien que précipitamment, le fit asseoir préalablement pour le conforter un peu :

- Daddy daddy ! Hold on, here I'm ! we're going to go out. hang on (Papa, papa tiens bon ! Je suis là ! Nous allons nous-en sortir. Accroche toi) !

Mais le vieux sexagénaire avait l'âme assez meurtrie pour devoir empêcher d'aussitôt ses larmes de couler. D'une voix grinçante, il laissait entendre :

- Vulriche, coff coff !! my only son stayed in the rubble.

  Usama Riaz is dead!!! Coff coff !! (Vulriche, coff coff !! Mon fils unique est resté dans les décombres. Usama Riaz est mort !!! coff coff !!)

- Eeh really?? oOh I'm sorry father ! be strong daddy !! I'm here ; I'll watch over your (Eh vraiment ?? Oh je suis désolé père ! Soit fort papa ! Je suis là ; je vais m'occuper de toi).

Vulriche l'avait pris contre sa poitrine. Le vieillard était un peu calmé, mais pas consolé ; à chaudes larmes, il pleurait de plus belle :

- Yesterday, he told me about his project to build a referral hospital here in the village. Also, he even told me about the unstable state of health of my grand brother Manu DIBANGO ; and the death of Aurlus MABELE with whom I had a music projects. Now that there're gone, what will I become? oOh Lord !! oOh my goodness (Hier, il m'a parlé de son projet de construction d'un hôpital de référence ici au village. Aussi, il m'a parlé de l'état de santé instable de mon grand frère Manu DIBANGO ; et de la mort de Aurlus MABELE avec qui, j'avais des projets de musique. Maintenant qu'ils ne sont plus, que deviendrais-je ? Oh mon Dieu !! oOh mon Dieu !)

- Heaven and the whole family that we are will help you. Beside, you're a very good artist too. You'll see. Take courage father be strong please ! (Le ciel et toute la famille que nous constituons, te viendra en aide. Aussi, tu es toi même un très bon artiste ; tu verras, prend juste courage père, soit fort s'il te plait)

En effet, son fils Usama Riaz médecin, était revenu de France il y a deux jours, pour un congé de santé avait-il dit.

Relevant sa tête avec empressement de sa poitrine, Vulriche relançait le vieil homme à s'accrocher :

- Daddy we have to get out of here now before we get the hands on us! Put your left arm around my neck and lean on my shoulder (Papa nous devons nous-en aller d'ici maintenant, avant que l'on ne mette les mains sur nous ! Passe ton bras gauche autour de mon cou, et appuie-toi sur mon épaule).

- Coff Coff ! I'm exhausted. I'll no be able to stand on my knees even from a short distance (Coff coff ! Je suis épuisé. Je ne pourrai plus tenir sur mes genoux, même pour une courte distance).
- Okay don't worry ! I'll take you behind my back (Ok ne t'inquiètes pas ! Je te prendrai dans mon dos).

Joignant la parole à l'acte, il se chargea du père Péralta d'un geste précipité. Se redressant, il se mit à regarder au loin dans les broussailles ; jettant à la fois ses yeux vers tous les points de l'horizon. Tel un rat prudent et opportuniste, se mit à rebrousser chemin le plus rapidement possible vers la fourgonnette ; non dans la même direction embuscadée du départ, qu'il atteignit un peu plus vite qu'à l'allé. Comme un berger porte les agneaux sur sa poitrine, Vulriche le transporta à dos d'homme jusqu'au véhicule. Il faisait de la température, et n'arrêtait pas de tousser. Il avait aussi des difficultés à respirer. Et au fur et à mesure qu'il s'en débattait, son pouls et son rythme cardiaque s'accéléraient. À l'arrivée, son crâne ; à moitié couvert de courts cheveux frisés tout comme sa tunique argentée, ruisselait de sueurs.

- Mais qu'est-ce qu'il a à chauffer ainsi le père Peralta ? Et pourquoi est-il aussi flasque ?

Demanda Mikel ; qui avait accouru pour aider son camarade à installer le vieillard au côté passager de la cabine.

- Il a perdu son fils unique médecin dans ces fusillades ; qui était revenu de France il y a deux jours. Aussi, son ami ; collègue musicien congolais, avec qui il avait des projets en cours, est décédé dit-il, toujours en France. Son frère aîné Papagroove quant à lui, est dans un état de santé vraiment critique. Et à ce chapelet de malheurs, ajoute les effets symptomatiques d'un asthme chronique, et tu lui excuseras cette mine.

Explicita Vulriche ; qui s'était d'avance assit en cabine de sorte à distancier le vieillard, d'Arteta le chauffeur ; de peur qu'il ne cause une éventuelle entrave à la conduite.

- Vite sort nous de là s'il te plait, avant que l'on ne mette la main sur nous !

Ajouta le TGV à son compagnon qui regagnait son siège à l'instant.

Ce dernier était vêtu d'une combinaison similaire à celle des chirurgiens, dont la couleur bleu marine allait de pair avec sa paire de gants qui, tenant le volant, paraissait comme un rallongement de ses manches. Aux pieds, il avait une sécurité en cuire de couleur noire, et un casque de routier à la tête ; doté d'une protection en verre transparente qui, en s'abaissant en visière sur son visage, faisait avec son masque de protection nasale, un ensemble assez surchargé. Mais Vulriche avait l'humeur forte extasiée pour devoir s'en préoccuper.

D'un geste du poignet, Arteta actionna le démarreur de sa Renault ; et les huit cylindres de l'engin se mirent aussitôt à charrier l'ensemble funestre. Marceline qui restait inconsolable à l'arrière ; malgré l'étanchéité du fourgon, ses cris transperçaient les parois blindées, et rejoignaient les reniflements du père Marcelo en cabine pour une chorale de sanglots. Bien que fort nuisant, nul de leur entourage n'osait cependant les en empêcher ; à la fois par respect, et par compassion à leurs chagrins.

Au bout d'une heure et demie de route, Marceline s'endormit ; peu de temps après, le père Peralta aussi, sur l'épaule de Vulriche. Ce, sous l'épuisement de graves poussées de toux à en finir : S'il est vrai que le chagrin meurtri le corps jusqu'à la moelle, il le console tout de même dans un sommeil sans pareil.

Le TGV quant à lui demeurait imperturbable. Il avait gardé le silence durant tout le voyage. Son visage anxieux, plongé dans le paysage instable qui longeait le passage, reflétait la méditation ; mieux, l'effarement. Même Mikel Arteta son compagnon, bien que retenu contre gré en distanciation physique par ses gadgets de mesures barrières, devinait aisément qu'il était en proie à une mélancolie peu commune.

20 h : Le compteur kilométrique s'étant incrémenté de 770 nouvelles unités, le petit groupe ; non tout endormi, parvint aux portes de la capitale centrale, après 3 h de route à vitesse uniformément variée. Un dernier poste de contrôle y montait la garde. Mais cette fois ci, aux côtés d'une équipe médicale, qui paraissait en état d'urgence.

> Mais pourquoi cette inspection médicale? Que fait tout ce déploiement sanitaire à l'entrée de la ville?

Murmurait Vulriche à voix basse, le regard effaré. Il constata seulement à ce moment, que tous les agents de police aussi, arboraient chacun un cache-nez sous une visière ; semblable à l'accoutrement de son camarade.

- Mais Mikel ; qu'est-ce que c'est que ce masque dont le port semble être exigible à tous? Tu en as un d'ailleurs toi aussi ! Dis-le-moi s'il te plaît ! Et qu'est-ce qu'ils ont à pulvériser indifféremment toute la longue file de véhicules? As-tu une idée?
- Hélas ! Moi-même je suis confus ! Je m'interroge Vulriche. La vérité c'est qu'il nous est parvenu depuis deux semaines aujourd'hui, une note de notre direction générale, qui imposait le port du masque tel que tu le constates, à tous les employés de la compagnie ; sous

peine de mise à pied, voire de licenciement. C'est la raison pour laquelle je l'ai. Mais au fond, j'ignore encore la cause. J'avoue même de n'avoir vraiment pas cherché à le savoir jusqu'ici.

Mikel parlait encore, quand retentit une voix anonyme d'un employé civil du service d'infrastructure de la défense (SID), qui tonnait au microphone en ces mots :

“ Bonsoir à tous, et bienvenue si vous nous rejoignez à l'instant ! Comme vous pouvez le constater, l'accès aux différentes villes du pays est depuis peu, régit par un contrôle systématique de santé. Suivant le décret ministériel de l'Administration territorial, en étroite collaboration avec le ministère de la santé publique ; afin de contrecarrer la voix à cette menace sanitaire mondiale, déjà bien présente dans notre territoire. Pour la bonne continuité du contrôle, du test des usagers et de l'assainissement des véhicules, ces indications vous sont rappelées : une fois au dos d'âne numéro 3, chaque véhicule doit :

1. Enclencher les feux de détresse.
2. Rouler au pas suivant la progression de la file.
3. Garder une distance de sécurité d'au moins 15 m avec son précédent.

Et après le péage, au panneau de signalisation, tous les passagers à bord ; successivement, et l'un ; une minute après l'autre, sont conviés à :

a. Descendre du véhicule.
b. Se laver les mains au point A.
c. Retirer un masque au distributeur automatique du point B.
d. Rejoindre les rangs ; suivant les marquages faites au sol, pour le test au thermoflash.

Après quoi, vous serez redirigés chacun, selon le rapport du préleveur. Le tout, sous l'observation stricte des indications prescrites par les agents en place.

Quant aux conducteurs ; après éjection complète des passagers au panneau d'éjection, empruntez la déviation afin de rejoindre le parc d'assainissement ; puis suivez les instructions.

Pour la sécurité de tous, nous vous invitons à vous armer de patience.

Nous comptons sur votre bonne collaboration. Merci ! "

Quand la voix s'est estompée, Mikel était déjà au panneau qui signalait l'éjection des passagers. Deux agents ; l'un de santé, et l'autre de sécurité - comme à chacun des postes d'ailleurs -, tous deux encagoulés, y veillaient au bon ordre. Mikel ; l'habitué de la route, reconnu l'agent de sécurité : C'était le général Shafie Abdel Halim Dawood, qui travaille en étroite collaboration avec le colonel Frédéric barbry de la force barkhane au Sahel.

Le coude gauche à l'extérieur, il s'écria :

- Eeh bonsoir Chef !
- Aah bonsoir Mikel ! Je ne t'ai presque pas reconnu vu ton équipement !
- Vous n'êtes pas le seul chef ! Cela fait deux semaines aujourd'hui que l'hiérachie nous l'a imposé.
- C'est normal Mike ! Vu l'urgence sanitaire mondiale qu'il fait dehors.

(Urgence sanitaire mondiale !? S'interrogeait le TGV ; stupéfait et silencieux. Il se questionnait sur la nature de cette étrange maladie pandémique. Mais n'osait interrompre l'échange).

- Eh Chef ! S'agissant de cela justement, mon ami et moi s'interrogions il y'a un instant. De quoi s'agit-il très exactement mon Général?
- Brièvement, il est question d'un virus très mortel ; qui a pris naissance en Chine, plus précisément dans la province de Hubei à Wuhan ; et qui s'est déjà propagé dans presque tout l'étendue du globe terrestre. Il se transmet de l'Homme à l'Homme, au simple contact oral ; et tue ses victimes par asphyxie, en l'espace seulement de deux semaines. Et actuellement comme partout dans le

monde d'ailleurs, l'Afrique déjà pleure nombre de ses enfants ; à l'instare de Aurlus Mabélé du Congo Brazzaville, Mababa Diouf du Sénégal, Rose-Marie Compaoré du Bukina, Lina Ben Mhenn de Tunis, Zororo Makamba du Zimbabwé, Zindzi Mandela d'Afrique du Sud,... Bon, pour ne citer que ceux-ci !

- oOh Father almighty ! (Oh Dieu tout puissant) Merci Chef !
- Ok pas de quoi ! Maintenant fais-moi voir les papiers du véhicule et le bon d'embarquement. Mais avant, qui sont ces gens à tes côtés? Tu n'es pas autorisé à transporter des usagers. Tu le sais bien Mikel !?
- Affirmatif chef ! Mais ceux sont là, des récicapés d'une attaque meurtrière, survenue ce jour même à Ngarbuh.

- Ah bon !? J'ai eu vent de l'affaire. Je suis désolé messieurs pour tout le tort que cela vous a causé ! Vraiment navré croyez-moi ! Mais c'est fini ! Soyez-en rassurer ! Vous êtes maintenant entre de bonnes mains ! On va s'occuper de vous. Déjà combien êtes-vous?

Relevant délicatement la tête du père Marcelo Peralta de son épaule de sorte à l'éveiller, le

TGV répondit avec empressement d’une voix affaiblie ;

- Une dizaine chef !! D'autres sont à l'arrière !

- Dans le conteneur à marchandises??

- Nous n'avons pas vraiment eu le choix mon Général. (ajouta Mikel à voix basse)

- Ok ! Camarade Général Khaled Shaltout, un coup de main par ici s’il vous plait ! Ouvrez ce conteneur, et faites sortir avec soins les naufragés un par un ; et suivant la procédure, faites les subir le contrôle et l'enregistrement. Puis veillez à ce qu'on leurs apporte à manger !

- Bien reçu Général camarade !

Après quoi, le Général Shafie Abdel Halim poursuivit :

- Mikel Arteta ; tu mèneras ton engin au parc d'assainissement, une fois l'éjection complète. Quant-à vous monsieur, permettez que le médecin que voici, vous aide à faire descendre le papa.

Tandis que le médécin : Dr Nadine Dorries, s'empressait de faire le contour de la cabine, du côté chauffeur pour la portière passager, le TGV essayait à nouveau mais en vain, d'éveiller le vieux Marcelo, en le soumettant à des tapes amicales sur l'épaule, et de secousses de plus en plus intenses.

- Mais qu'est-ce qu'il a lui? (Demanda Dr Nadine en prenant la main du vieillard.)

- J'essaie de le réveiller depuis tout à l'heure docteur mais en vain. Il a pourtant dormi le voyage durant. Mais avant de s'endormir, il faisait de la température, et toussait beaucoup ; c'est tout !

- Il a une forte fièvre et des difficultés respiratoires. Je ne sens presque plus son pouls.

- Serait-il mort Docteur !? (S'exclamèrent à la fois Mikel et son ami.)

- Non pas encore ! (Aux infirmiers tenues aux aguets sur le hall d'attente des urgentistes,) Vite !! Qu'on amène une civière par ici, avec un respirateur !!

Aussitôt, 5 Aides-soignants débarquèrent brusquement au point d'éjection ; traînant avec eux une civière à roulettes.

- Par ici ! Vite aidez-moi à le sortir de la voiture ! Halte-là ! Étendez-le doucement ok !? Eeh faites attention au sang mademoiselle ; chaussez bien vos gants !! Vite passez-moi le respirateur, son cœur s'affaibli. Il fait une détresse respiratoire !!! Holà ! holà ! Il convulse, il convulse !!! vite conduisez-le à la réanimation !!!!

- Monsieur, monsieur !! vous me recevez ? Monsieur restez avec nous !!

- Monsieur !!

- Monsieur accrochez-vous ! Tenez bon monsieur ! On doit vous sortir de là ! Vite vite vite !!

- Monsieur !! Monsieur !? On le perd ! Heh on le perd !! Il fait un arrêt cardiaque !! Vite le défibrillateur !!

- C'est ça !

- Tenez-vous prêts !! On va y allez ! à 3. Allez 1 2 3 go ! (Tzzyyy !!!!)

- Monsieur ! Monsieur vous me recevez ? anymore (allez-y encore) !!

- Let’s go!!! 1 2 3 (Tzzyyyy !!!) go !! (Tzzyyy!!!) Monsieur !! go !! (Tzzyy !!!) go…

- Eeeeh ça suffit ! arrêtez, arrêtez !! Stooo…op !!! Vous savez bien qu’on l’a perdu !!!

- (Le chef soignant à son équipage attristé) Eh, eh ! On a tout donné les gars, remettez-vous !

L’infirmier Chef à Dr Nadine Dorries

- Madame, Je suis désolé ! Nous l’avons perdu. M. Marcelo Peralta n’est plus !
- Je le sais M. David SWANSON ! C’était prévisible. Est-ce que les résultats de ses examens sont déjà disponibles?
- Oui docteur ! le rapport confirme bel et bien l'infection au coronavirus.

- Ça aussi était envisageable vu qu’il était symptomatique. Okay vous : M.TOM HANKS et la dame la-bàs Mme Rita WILSON : conduisez directement sa dépouille à l’ensevelissement selon les prescriptions en vigueurs. Mais avant, veillez à l'identifier. (S'approchant de Vulriche et Mikel qui avaient vécu toute la scène de loin, et qui en revenaient très moroses, presque éteints) Messieurs, toutes mes condoléances les plus attristées ! Infirmier-chef ; vous vous occuperez personnellement de ce chauffeur, une fois qu'il aurait conduit son engin au parc d'assainissement. Vous monsieur Iraj HARIRCHI ; faites subir le test à ce monsieur-ci. Malgré votre combinaison, veillez au respect strict des mesures barrières car il était en contact étroit avec le nouveau cas. Quant à moi, je retourne au point d'éjection.

Tenu à environ 1 m d'écart, las et recru de fatigue, Vulriche suivait à pas lents l'infirmier, sous le poids de ses incompréhensions. Il sentait qu'un abîme s'ouvrait progressivement sous ses pieds. Depuis un instant, tout son entourage avait pris de la distance. L'agent de santé en poste après cette sorte de fontaine mécanisée à lavage des mains, l'avait bien confirmé ; il s'était assez bien reculé, avant de lui presser dans les paumes, toujours de loin, une petite quantité d'un de ces gels hydro alcooliques ; puis lui avait indiqué du doigt, toujours à distance, le distributeur automatique de cache-nez. Bien qu'encore libre de ses mouvements, le TGV se sentait menotter.

Se demandant quelle sentence lui allait être prononcée ? Il présageait la churne, et se sentait déjà isolé. Isolé des siens, abusé et isolé du monde. Il y a pourtant un moment auparavant, il avait cru retrouvé la paix et la liberté, à l'écoute de ce brigadier de gendarmerie qui leurs en promettait : L'Homme !

Graduellement dans l'ombre qui s'amplifiait en catacombe lugubre dans son âme, au milieu de l'obscurité sinistre de la nuit, ce malgré les dizaines de projecteurs qui luisaient funestement à ses yeux, il semblait apercevoir la silhouette de son bourreau ; l'auteur de ses soudains malheurs : l'Homme !

Pour lui, c'est la brutalité de l'Homme qui, il y a quelques heures seulement, avait arraché à sa vie la tranquillité ; l'expulsant de sa ville, en le forçant à l'exil.

Outragé et sans abri, c'est encore l'Homme qui par sa déviance, lui dérobe actuellement avec méfiance et répugnance, le seul bien qu'il lui reste : sa dignité.

Il se sentait humilié. Un moment même, il arrêta sa marche au milieu de l'esplanade ; se tint là, droit debout, à quelques pas seulement de la tente du rendez-vous ; figé comme une statue, en proie à l'extase. Sa force l'avait abandonnée. Sa vue même avait diminuée, à force de ruminer des interrogations sans nombre. Il pu demeurer indéfiniment ainsi, sans cette invitation que lui héla l'infirmier du seuil du laboratoire, le thermoflash à la main :

- Monsieur, veuillez-vous approcher s'il vous plait ! Nous ne ferons rien de bon si vous avez peur de moi !

Le mot " Peur " est quelque chose d'horrible qui sonne très mal aux oreilles des héros. À ces paroles intrigantes, il revint brusquement de ses rêveries et, dans un sursaut d'énergie qui lui venait je ne sais où, frappa la chaussée du pied droit, enjamba le dernier tronçon, et reprit d'une voix aussi naturelle qu'indifférente, dans le but de dissimuler ses souffrances :

- Oui monsieur, j'y suis déjà !!

Comme le dit Edmond About dans son œuvre Le Nez d'un notaire, « les facultés de l'âme se doubles aux moments critiques de la vie ».

Mais quand l'infirmier leva son pistolet thermométrique et pointa le canon sur son front, il tressaillit. Ses membres en transes et ruisselants de sueurs chaudes, agitaient ses vêtements sanglants. Il ferma intrépidement les yeux, et baissa le visage pour ne pas voir venir le boulet. Mais le boulet qui tardait à venir, prolongeait davantage son épouvante. Il serrait encore les mâchoires tel un têtu devant l'angoisse, lorsque la même voix l'invitait cette fois, à s'asseoir en silence quelques instants dans le hall d'attente. À son insu, Monsieur Iraj lui avait prélevé à la piqûre de seringue, quelques gouttelettes de plasma sanguin. Et après avoir entré des notes dans un registre ouvert sur la paillasse du laboratoire, il se dirigeait vers une pièce d'installation d'appareillages biomédicaux. À ces mots, Vulriche fit deux pas de plus ; pâli, faibli, et tomba comme pâmé dans une chaise. En lui, le tumulte et la fatigue. Les artères battant chaotiquement le sang aux tempes, il se demandait quand est-ce que ceci allait finir?

En face de lui, dans l'angle entrebâillé d'une porte qui donnait aussi dans la salle de réanimation, il aperçut dans le lit N°44 une dame qui agonisait ; son cou dans ses poignets et s'agitant en va-et-vient intermittents, elle semblait manquer d'air. Un moment, sa silhouette cessa de bouger : Là Vulriche compris que la dame venait de suffoquer ; sous le regard impuissant de deux infirmiers. L'un de ces derniers, prit de remords et remarquant la curiosité de ce regard intrusif, vint lui claquer la porte aux yeux. À la vue de cette nouvelle scène tragique, le TGV blêmit. S'étant redresser sur son séant il y a un instant, il tremblait de plus belle. La peur à nouveau le terrassait. Et son résultat toujours en attente, finit à cet instant même par tomber. L'infirmier, enfermé dans la salle d'analyse depuis déjà environ un quart d'heure, réapparu dans le hall d'attente presque en revenant. Derrière lui, accroché à la porte qui se refermait sinistrement, un gong mal huilé sonnait comme le clairon du jugement dernier.

D’un bond, Vulriche se dressa furtivement sur ses pieds. Ses yeux brûlés de fièvre, étaient rouges et secs ; deux lignes noires et profondes les rendaient caves et hagards.

Tenu en distanciation physique, l'infirmier en chef ; vice coordinateur des soins intensifs, M.Iraj HARIRCHI ; d'un ton emphatique et d’un air solennel, lui annonça :

« Monsieur Vulriche Zhū Féng ; je suis désolé, mais vous êtes porteur de cet étrange virus, que le monde découvre craintif ! »

20 h 19 : Au covid-19, le TGV est testé séropositif !

Chapitre II
Le désepoir d'une famille.

Né le quatre du quatrième mois de l'année quatre-vingt-quatorze, un lundi ; dans le pavion quatre de l'hôpital laquintinie de Douala, quatrième enfant dans une famille où il y en avait huit, Vulriche s'appelait Zhū féng du nom de son père : Élie Zhū féng.

Ce dernier, natif de Bangoulap dans le département du NDÉ, était destiné à faire partir de la ligné royale de Bangangté (dans la région de l'ouest) ; parce que mâle premier-né, du prince aîné de la chefferie de cette circonscription. Mais ce prince son père, s'était vu dérober la succession au trône, par la malice d'un de ses frères consanguins ; son cohéritier.

Élie Zhū féng ; prémice de ce foyer polygamique, et fils premier de dix enfants à une même maman, garçons et filles non tous vivants ; qui par nature était doux et docile à mener, avait cependant ; dès l'aube de son adolescence, longtemps ruminer ce coup d'État fait à son père, avec une de ces amertumes qui, après ingestion, l'emplissait de plus en trop de rancunes ; mieux, d'irritations. Irritations à fleur de peau, irritations inéluctables ; irritations pensait-il à raison ! Contractions négatives qui lui agassaient les nerfs à chaque fois qu'il y songeait. « Ils ont dérobé mon père ; Ils m'ont volé le trône ! » Grognait-il assez souvent en silence - Il y a là une relation de cause à effet. - « Même les opinions vraies, sont de peu de valeurs tant qu'on ne les a pas enchaînées par un raisonnement de causalité » ; Il la gardait bien en vue dans son esprit, cette citation de Platon qu'il avait lu il y a fort longtemps, sur la couverture d'un vieux encyclo de SCHOPENHAUER, sur la quadruple racine du principe de la raison suffisante. Et ceci ne faisait que renforcer son antipathie. Bien qu'il n'avait jamais brillé par l'intelligence, ni par la mémoire, ni par aucun don de l'esprit, Élie Zhū féng savait du moins lire et écrire ; comme on le dit, Il était lettré. Ce qui lui servait de rallonge à sa vengeance.

Il sentait le bon droit de son côté, mais regardait la justice d'un œil extérieur car pour lui, elle s'était distanciée. Il aimait toutefois les siens, et s'en occupait avec sollicitude, à la dimension de ses moyens. Toute son adolescence reflétait l'enfant de la révolte muette. Il parlait peu ; et au besoin, usait des propos non verbaux. N'avait que fort peu d'amis ; à peine deux. Il ne fréquentait aucun groupe social, aucune assise ; même familiale. Ne s'intéressait guère aux tendances. Et ce mutisme poussé, n'apportait que de l'huile à la flamme de ses rancœurs ; alors il radotait fréquemment.

À 28 ans, tandis que le pays connaissait des villes mortes suites aux contestations post-électorales des années 90, qui durèrent 6 mois de suites, engendrant la faim dans le pays par le gel des activités économiques, exigeant le paiement total de ses droits sur un coup de nerf, il déserta son poste de gérant de supérette à l'hôtel le NDÉ ; Une propriété familiale, premier de renom en ces dates de la capitale économique Douala ; alors qu'il avait déjà à sa charge une concubine à vêtir, et des enfants à nourrir.

Oui ! Mais l'on ne sait quand et comment !? Ce malgré son cœur de fer qui l'isolait de la société ; mais au matin d'un été austral, l'on avait remarqué à ses côtés, la présence d'une gente féminine : Marceline Zhū Mī. Ce qui suscita du remous dans tout le voisinage. Tant son caractère était devenu défiant et taciturne - Même les vies les plus obscurs, possèdent leurs parts de soupiraux -. Il n'avait plus cette aire candide et pur d'un jeune séminariste. Ooh non ! On voyait désormais à ces traits durs et prononcés, à son teint hâlé, à son front sillonné, que les passions avaient passées par là, et qu'il menait dorénavant une vie hélas, bien orageuse.

Ce départ soudain de son service, ne tarda pas cependant à impacter la vie, auparavant paisible et tranquille, de sa famille. Mais il n'avait que faire de ça ! Il s'était résolu de ne plus travailler, et de revêtir l'irresponsabilité. La haine lui collait alors comme une ombre, et ses agissements devenaient sombres. Mais il s'y laissait drainer hardiment, obstinément.

Quoique résigné, quelques mois de cavale seulement à bord des inconduites financières, le manque frappa brusquement à sa porte ; à force de gaspiller, il avait épuisé toutes ses réserves, et était devenu un bourreau pour sa propre famille. Jamais il ne parlera plus de scolarité à payer, de santé des enfants, de ration, ni d'aucune facture de la maison. Au contraire devenu noctambule, il rentrait assez tard le soir, ivre quelquefois, insoucieux de l'état de son ménage ; battant souvent même de verge sa conjointe, les jours où il ne trouvait pas à manger. Menaçant tout le temps de la répudier. Et tout ceci arriva quand l'aîné de ses enfants n'avait que 9 ans, et le cadet 1 ans.

De son côté, morne, Marceline Zhū Mī travaillait à perpétuité. Elle avait pris sur elle à bras le corps, toute la charge que lui avait délaissée son mari. Mais que faire de grand avec 8 petits enfants? Elle n'était qu'une orpheline elle aussi, d'une pauvre famille paysanne.

À sa rencontre avec Élie, elle était de taille et de corpulence moyenne ; pâle de nature comme un fromage blanc. Douce, fraiche, affairée et toujours haletante ; d'abord à cause de ses activités, mais surtout à cause de sa témérité. Elle réalisait l'idéal de ce qu'exprime le mot respectable. En atteignant la maturité, elle gagnait peu à peu, ce qu'on appelle la beauté de la bonté. Et en devenant mère, elle était devenue auguste : Vénérable. Elle n'avait pourtant jamais eu le temps de se faire jolie. Toute sa vie n'avait été qu'une suite de durs labeurs car elle avait perdu son père en si bas âge ; et n'avait pas eu l'aubaine de connaître les routes de l'école - Dans son village encore, l'on privilégie la scolarisation des garçons plutôt qu'aux filles -.

Cependant elle refusait la pitié, et embrassait le sort que lui avait réservé sa destiné. Bien avant l'aube, elle avait deux bras pour cultiver la terre ; des légumes verts qu'elle vendait au tas dans la matinée. La mi-journée, elle bradait des tubercules de maniocs rôties à la braise jusqu'après minuit, et employait le reste des boutures à la nutrition de sa progéniture ; de véritables gloutons, tels des gorets.

Ainsi, se dépensaient ses journées depuis déjà 25 années. Elle travaillait sans répit ; et ses nuits, dorées de fatigues et de vertiges parce que mal nourrit, se partageaient entre chagrins et réflexions. Ses enfants aînés, se débrouillaient comme ils le pouvaient, à tenir chacun sa propre éducation. Les cadets quant-à eux, habituellement affamés, posaient de partout, des inconduites dans le quartier.

Telle était devenue depuis lors, la vie de ce triste groupe, que la misère enveloppait et étreignait progressivement.

De tous ces enfants, Vulriche était celui sur qui reposait l'espérance de sa maman. Elle l'aimait d'un brin un peu plus que les autres. Peut-être à cause de son caractère assidu, conscient, et laborieux !? Puisque dès son jeune âge, il discernait déjà assez bien le beau de l'agréable ; et se tenait toujours à l'écart des jeux, et des jeunes de sa tranche. Il travaillait plus qu'il ne parlait. Était de nature pensif, sans être triste, quelque chose de timide et d'affectif ; ce qui est le propre des enfants au QI élevé. Il tenait un blog au quotidien, et gardait toujours son rang d'entre les meilleurs de sa classe. Il caressait jalousement le désir de gagner de l'argent blanc, dans un avenir très proche, afin de venir en aide à ses pères et mères. Il était en tout, bien différent du restant de ses frères. Une note ; certainement de son journal intime, que nous avons recueilli d'une feuille d'agenda à moitié effritée et transcrit de l'anglais, portait cette confidence : « Je suis arrivé en famille d'accueil à l'âge de 2 ans. Je n'ai donc pas connu de véritables liens de sang. Mais j'ai construit la notion de fraternité peu à peu à travers le temps. Pendant tout mon enfance, je me suis toujours senti différent ; car mes amis avaient la chance eux, de dire papa, maman ; mon frère, ma sœur ; mais moi, non ! Cependant, la famille d'accueil qui s'est d'ailleurs assez bien occupé de moi jusqu'à mon adolescence, m'a beaucoup apporté en éducation, mais aussi en affection. Elle m'a apprise ce que signifiait le mot ‘‘ Liberté ’’. Elle m'a inculqué le sens du groupe, et les contours de la valeur ‘‘ Égalité ’’. Et m'a parachevé sur le chemin de la vie, en m'érigeant au sommet du tripode : Obéir-grandir-servir ; soit l'essence même de la ‘‘ Fraternité ’’ ».

Assez bon enfant, il se défendait des remords, et évitait d'avoir de partie prise en de quelconque conflit. À l'âge de 19 ans, il obtint son baccalauréat en sciences mathématiques sans encombre ; présenta en moyenne une dizaine de concours d'entrée dans des grandes Universités scientifiques du pays, mais sans succès. Quoique fort intelligent, aucune école supérieure d'Etat, ne le reçus d'entre les admis - c'est là aussi hélas, la triste réalité académique à laquelle font face encore, de nombreux brillants étudiants et nouveaux bacheliers de familles démunis au Cameroun. - Et pour défaut de moyens pour poursuivre ses études dans les Instituts privés, opta de se mettre à l'ouvrage sans plus attendre. D'une part pour les-en acquérir, mais de l'autre parce qu'il voulait subvenir déjà aux besoins sans cesse grandissants de sa famille. Associant les paroles aux actes comme un devoir, même avec quelque chose de bourrue - car n'étant pas fils de dignitaires, il ne pouvait dont avoir accès à de quelconque emploie formel ; selon les usages, devenus coutumes du pays - Il se jeta hic et nunc à la mercie des rusés employeurs étrangers, qu'on croirait bien capitalistes de naissance. « Mais à qui la faute ? » Disait-il « Quand nos administrants mêmes, ne visent que des intérêts égoïstes ! Il est pourtant stipulé dans la déclaration universelle des droits de l'Homme en son article 23, ratifier par le gouvernement, que : [quiconque travaille, a droit à une rémunération équitable et satisfaisante ; lui assurant ainsi qu'à sa famille, une existence conforme à la dignité humaine.] Hélas ! » Il se livrait à des travaux rudes et mal payés ; comme moissonneur, comme manœuvre, chauffeur, comme commercial… sommons tous, comme homme de peines. Mais dont il endurait le poids avec joie, pour l'honneur des siens.

On ne lui avait jamais connu de bonne amie. Il n'avait pas eu vraiment le temps d'être amoureux. Pourtant s'il voulut un seul instant se mettre en couple, ce serait sans embûche ni long discours ; car chacun des parents du village souhaitait tant savoir leurs enfants en sa compagnie ; en occurrence leurs filles. Nonobstant qu'il redoutait ces dernières comme des colchiques ; même s'il n'était pour ainsi dire, leur coqueluche ! Car celles-ci, dignes fruits de la modernité et de ses mirages novelas, préféraient mille fois mieux le sensationnel, qu'au trop conscient. La tendance des modes importées, le sexe, les soirées arrosées ; le confort, la facilité ; l'oisiveté, le bonheur miroité ; bref tout ce qui est loin du concret, de la réalité. Des attitudes absurdes qui ne servaient toutefois au TGV, que d'arguments tangibles pour soutenir son habituelle assertion : « Tout ce qui est instructif, évade moins ! ».

Néanmoins, tout lui réussissait ! En tout domaine - enfin Presque -. Ce, tant qu'il restait résilient, et se recommandait préalablement au divin père. Sa permanente prière, implorait sans cesse la conversion de son père à la bonne conduite. Il s'en dévouait avec insistance, au point d'en revenir très souvent les paupières pleines.

Ainsi allait au physique et au morale, le train de vie quotidien de Vulriche, qui devenait de jour en jour languissant.

Pire encore ce jour où, suivint à Ngarbuh l'irruption de ces forces armées. Qui, obsédés par la crainte et la malice des francs-tireurs sécessionnistes, ceux-ci avaient fait incendier les maisons et mis à mort des civils avec une grande cruauté ; d'entre qui, six de ses Frères. Affairés chacun à son gagne-pain quotidien, ils étaient accourus avec la foule de divers horizons, pour constater cette intrusion violente dans le village ; avant de finalement y trouver la mort. Et au nombre des victimes de ce drame, Élie Zhū Féng leur père doit aussi en faire partir. Il s'était fait ouvert la côte droite par une balle perdue, alors qu'il picolait chez Laffitte, non loin du domicile familial.

« Père !!! » C'est Vulriche qui accourait à son aide. De la fenêtre, il avait reconnu la silhouette d'Élie, étendue sur la chaussée barricadée et truffée de personnes en fuites. « Accroches-toi père ! » S'écriait-il avec emportement ; « Je vais te sortir de là ! » Il le transporta sur son épaule jusqu'à son lit. Élie était encore bien vivant, mais saignait amèrement. Au vue de quoi, Marceline et sa fille Gertrude qui ne la quittait même pas d'un pouce, se réfugièrent incognito dans la salle de bain, la pièce la plus éloignée de la fenêtre. Elles étaient entrées dans des transes impossibles à exprimer. Davantage épeurée et accroupie derrière la porte, Gertrude s'était cachée dans les jupons de sa mère, qui la serait très fortement.

Isolé et un peu agité, le TGV444 se battait à extraire le boulet par première intention, afin d'essayer par après de stopper l'hémorragie. Tandis que son papa quoique alité et excessivement diminué, relatait intégralement les faits de sa fusillade comme par interview ; et avec un de ces airs indifférents, qu'il paraissait impassible : « j'ai entendu des cris et des balles depuis la terrace de Laffitte ; sans réfléchir, je suis sorti pour voir ce qu'il se passait. J'ai vu un jeune policier retranché juste devant moi, à une dizaine de pas. Il avait le teint mat, et portait une casquette blanche. Il m'a hurlé de me cacher. Pris pour cible, il ne pouvait prendre en chasse les fuyards. Mais donna une alerte radio avec empressement. Les renforts sont arrivés aussi vite, qu'on croirait si on nous le disait, qu'ils n'avaient rien à se mettre sur la dent depuis au moins une semaine. Ah ah ah ! Un contingent s'est déployé au sol ; appuyé par des snipers perchés sur les toits. C'est alors que la paisible rue affole, et se transforme immédiatement en zone de guerre. » Monologuant, il continuait de plus belle : « j'ai vu les enfants de la crèche Sainte-Marguerite voisine, se confinés brusquement. Les séparatistes tiraient comme des fous ! Ça claquait de partout ! Et tout à coup, oh la vache ! Derrière la table que j'avais retournée en armure, j'ai ressenti soudainement le vent comme par dedans ; une munition d'une espèce de junky maladroit, un looser pathétique, sans ambition et sans avenir, venait de m'éventrer. La main pressée contre l'orifice, je me résolu de rentrer très vite dans ma loge, avant de me faire bousculer sur la voie ».

Vulriche, transpirant à grosses gouttes, venait à cet instant même de sortir le reste des débris de l'explosif ; et tentait maintenant de compresser rapidement la plaie avec des linges, afin de la ceindre. Mais le patient ingrat et imbus d'orgueil, acheva cependant son allocution d'un ton austère, qui semblait émané des profondeurs d'une folle outrecuidance : « Eeeh diantre ! Tu vois bien que j'aurais pu m'en tirer tout seul ! Je n'ai aucunement besoin de ton aide, ni d'aucun d'entre vous misérables ! Lâche-moi malheureux ! ». À ces mots, il expira.

Vulriche entra dans une profonde consternation. Il avait l'humeur et les sentiments mêlés. Une dernière parole bienveillante, aurait paisiblement guérie une partie de sa vie blessée. Il repartit transmuter par sa propre survie. L'impact de la présence ou de l'absence des derniers mots, revêt une portée inestimable ; sinon la confirmation d'un mal-être indélébile, difficile à surmonter.

Aussi, la fratrie avait-elle abandonné Gertrude sa sœur cadette qui pouvait les entendre depuis leur cachette !? Elle considéra son frère comme traître au chevet du bourreau familial.

Sans dire mots, surtout à la vue des incendies qui trépignaient au voisinage, le TGV444 alerta sa mère ; pris Gertrude par la main, et se mirent à courir. À courir vers où ? Lui-même ne le savait vraiment pas. À courir toutefois vers la fuite des mauvais jours. À fuir l'impasse, à la quête d'un repère lointain. Sauver le restant de sa famille, était la seule préoccupation qui lui venait à l'esprit.

Marcéline à l'arrière, quoique engloutie et étouffée de larmes, était à la fois pleine de rages et d'espoirs ; espoirs, tant que son fils bien-aimé restait encore en vie à ses côtés. Mais une totale espérance qui cependant, ne tardera pas à s'estomper brutalement, à l'annonce de l'infection incurable du TGV444, au covid-19.

Chapitre III

Anxiété, effroi, et convulsion du TGV444.

Aucun traitement n'existe ! Il se sent condamné à mort. Cette fois c'est la bonne, il a tant tutoyé la mort. Il est alors placé directement en isolement dans un conteneur, dans l'attente de son transfert annoncé dans une heure. Marginalisé, il se sent peu à peu déshumaniser ; désormais tenue du coude, au bout du latex. Et ceux sont des infectiologues encagoulés et lourdement vêtus, qui le manipulent. S'il avait un nom, maintenant non ! Il est dorénavant identifié par l'expression "Nouveau cas de contamination". Tout l'environnement se distancie à son approche, le redoutant telle une peste. Même ses plus proches sont tenus à l'interdit.

Alors Marcéline Zhū Mī aigrie, hurle sa douleur ; s'agite, s'excite et commence à sangloter. Cet épisode de sa vie lui est incompréhensible. Et toutes ces scènes horribles et tragiques, l'insupportent ; son village disséminé, son abri calciné, sa famille tuée, elle n'en peut plus ! Exténuée, elle a le cœur déchiré ! Elle pousse des cris de désolation d'une voix excédée et défaite, et s'acharne contre la police qui la retient captive en distanciation corporelle de Vulriche : « Laissez-moi ! Je veux voir mon fils ! Il s'agit de mon fils !! Le tout dernier de mes entrailles ! C'est tout ce qui me reste de ma famille !!! »

Écroulée en prière sur ses genoux, elle pleure ses enfants à chaudes larmes comme Rachelle, et ne veut pas qu'on la console, car ils ne sont plus.

Profondément meurtrie à sa vue, le TGV tombe dans une violente colère, et proteste avec véhémence. Bien que ses bourreaux l'aient encore, épinglé en joug sous leur contrôle, il tente un effort, et se soustrait de leur emprise. Puisqu'ils le traitent comme un chien, il se laisse alors emporter par l'instinct du plus féroce ! Vire très vite de l'humain à l'animal ; délit la liane qui ceignait sa ceinture, brise l'anneau de sa visière, arrache d'un geste brusque son bras de la main du meneur, et de toutes ses forces, se met à flageller de partout comme fou ; le cou tendu, la gorge nouée, et le regard flamboyant de rage. À l'armé finalement de le neutraliser par le biais d'un électrochoc, qui l'affaiblit puis l'évanouit. Ce coup de grâce engendra une crise convulsive généralisée chez Gertrude sa sœur, impuissamment spectatrice.

À la reprise de conscience de Vulriche, on l'enfila alors la double chaîne ; une paire de menottes aux pieds, et l'autre aux poignets. Et le plaça en réclusion provisoire dans une enceinte adiabatique, sous un ultimatum sans grâce : Gare le bloc !

9 h du soir : son convoi accoste au quartier carcéral des infectés du covid ; un site jadis de logement publique ; un taudis, une ruine sous haute surveillance de la gendarmerie nationale ;

situé à une demi-heure seulement de l'entrée de la ville.

Là, tout est sombre et lugubre ; à peine quelques lueurs pâles qui ressortent des fenêtres délabrées. Une rapide concertation est tenue à la guérite en l'espace de 5 minutes. Affaibli et l'âme retranchée, Vulriche était trop loin de s'en occuper. Un homme vêtu de blouse blanche, s'approcha de lui et le revêtit d'une casaque rouge, avant de le conduire juste là ; au bâtiment A, qui donne sa façade à la bretèche d'accès.

Le TGV est alors lâché dans la pièce n°44, au quatrième étage. Las et recru de fatigue, il s'effondre là, à un pas seulement après le seuil de la porte, sous le poids oppressant de son désarroi. L'atmosphère mal éclairé de la piaule, ne donnait aucune opportunité à sa vue amoindrie de distinguer ses différents constituants. Juste un matelas à quelques mètres de lui, posé sur le parterre livide, sous la pénombre d'un chandelier de mineur.

La joue aplatie contre la chape glaciale, il se souvenait du 9 octobre 1981 : date d'abolition de la peine de mort. Pourtant sous ce décor, il réalisait que manie ! La société l'avait condamné à son triste sort. Alors il s'émeut et fond en larmes. Et revoit en sa mémoire, défilée en diaporama incessant, les tristes séquences de cette même journée du 14 février. “ Oh que tout est allé si vite seigneur ! ” Murmure-t-il en silence, les yeux mouillés. Il pleure amèrement, pourtant pour la toute première fois de sa vie. Il se laisse émouvoir ; il coule des larmes à la fois des yeux et de la narine, au point d'en inonder bientôt sa poitrine. Comme si ce virus, en engendrant le rétrécissement du canal nasal, lui avait aussi tranché le sacre lacrymal. Il pleure silencieusement, et ressent le mal pernicieux du tréfonds de son cœur. Cependant tapis dans l'ombre, une morne silhouette d'homme ; accroupie et indifférente, l'observe depuis l'angle droit de la chambre : Le malheur possède des spectateurs sombres et méconnus.

Peu de temps après, un silence soudain ! Tout est calme et sinistre dans la pièce. Vulriche terrassé de douleurs, avait fini par s'endormir. (Une parenthèse) C'est la troisième fois consécutif, que nous rencontrons dans la course de ce récit, une subite somnolence à la suite d'une angoisse profonde. À ce qui est, le sommeil et l'épouvante font très bon voisinage.

Au milieu de la nuit, quand l'horloge sonna le dernier coup de minuit, Vulriche quoique profondément endormi, se remit à gémir de plus belle, d'une voix râle et entrecoupée de toux sèches : Wuuu....uhan !! (Coff ! Coff !) Wuuuu. .. . .uhaan !!! Wuuu. .. ..uhaan !! (Coff coff coff !!) Eh Wuhan zhè shì shénme guanzhuàng bingdù ? - Ce qui se traduit : Wuhan qu'est-ce-que c'est que ce virus? –

Après quoi, il fondit en larmes et se rendormit les paupières pleines.

À ce soupir extrême de supplice qu'il venait d'émettre en mandarin, son colocataire mystérieux, lui-même en proie à l'insomnie, sursauta de ces affres de rêveries ; La tête en avant, le regard béant, se mit à consulter davantage les contours du visage terne, alarmé et endormi de son hôte ; comme soupçonnant d'y reconnaître quelque chose. En effet, il avait compris ce dont Vulriche venait de dire en langue étrangère.

Quelques temps à la suite des questionnements internes à en finir, on le vit lui aussi tombant à nouveau de sommeil. L'atroce souffrance de l'âme, a cette capacité-là à posséder même les nuits de ses victimes, à les rendre somnambules à la limite.

Aux coups de 4 h 35, les deux jusqu'à lors inconnus, se réveillèrent ; pour mieux dire, ils avaient les yeux ouverts. Peut-être par réflexes innés !? Je ne saurais le clamé. Mais le TGV du moins avait la quotidienne habitude de rédiger à pareil heure. Les experts en développement personnel, conseillent la méditation à ce moment de la nuit. Ils l'appellent « l'instant favorable ! » C'est l'heure la plus calme, où reposé disent-ils, tout esprit disposé, voit remonter en surface en provenance du subconscient, tous les actes manqués de la journée précédente ; donnant ainsi à son possesseur, la clairvoyance de ce qu'il doit faire.

Le chandelier posé sur cette sorte d'étagère, semblait manqué d'huile. Sa clarté s'estompait peu à peu ; ce qui conférait au décor, un aspect d'extrême étiolement. Ils avaient tous deux les yeux ouverts ; l'un en spectateur macabre, et l'autre qui ne voyait rien d'autres, que ces moments décisifs de sa journée qui s'achevait à peine. Le coude replier en polochon sous son oreille, il revoyait son père ; allongé, inerte sur son lit jadis conjugal. Et lui, là, demeuré droit debout, rivé à son chevet. Isolé du reste, espérant entendre ce dernier lui offrir des regrets sincères de les avoir maltraités. Il avait tant côtoyé les livres de très près, et savait bien que de tels miracles quoique rarissimes, existaient. Hélas ! Il a cru en vain en un père qu'il avait idéalisé toute sa vie, mais qui l'a déçu jusqu'à la fin de ses jours. Depuis le décès de son père, le jeune homme a vécu un triple deuil : Celui de l'illusion, celui de la famille déserté, et le deuil d'un père incompétent dans son rôle parental. À ce moment, toujours sous le singleton regard attentionné de son compagnon occulte, il se constitua tribunal ; où il occupait à la fois la partie plaignante, et celui même de son avocat :

P- Monsieur le Président, honorables membres du jury ; dites-moi s'il vous plait pourquoi je pleure cet homme indigne de ma tristesse ? Mon père m'a toujours frappé au lieu de me parler !!!

A- Oui messieurs les Jurés ! Cet enfant a été abusé ! Délaissé par son géniteur dès la deuxième année seulement de son existence ! Pourtant, il n'aurait voulu qu'entendre que ce dernier s'adresse à lui ; lui signifie qu'il fut un fils désiré et conçu au soir d'un si grand amour ; lui manifeste sa fierté du premier jour, sa joie primitive de l'avoir eu et conduit ne serait-ce que pendant ces deux premières années !!

P- Monsieur le Président !! J'aurais souhaité qu'il soit là au moins pour les résultats du baccalauréat. Qu'il me fasse juste des tapes amicales sur l'épaule ; ou me dise simplement « Bon boulot Vulriche ! » mieux, « Je suis très fier de toi mon fils ! »

A- Oui monsieur le Président ! Qu'il soit là ne serait-ce que pour les conseils de classe, ou pour les réunions spéciales parents-professeurs ; ainsi, ceux-là seraient plus simples et moins bruyants. Hélas !

C'était un monologue engagé ! De pensées inouïes et de rêveries. Mais aussi un moment d'extrême lucidité. Un amalgame d'inflexions austères, en présence d'accents sévères qui, en lui rapportant de la nostalgie, le plongeait dans un spasme sans merci. Cependant, il se sentait mieux ! Tant il est vrai que quand on a un mal de vie en soi à soulager, rien d'exceptionnel que de le contenter un peu.

6 h 00 : Le jour s'était levé, lui aussi d'ailleurs. Assis, le dos contre cette porte perforée, débrayée. Son acuité visuel quoique encore affaiblie, revenait peu à peu du virtuel. Et grâce aux rayons de l'aurore qui infiltraient la pièce par ces trous au-dessus de l'unique fenêtre, il

considérait la chambre d'un vol d'aigle ; c'était une alcôve trapue et délabrée, dont le toit ressemblait plutôt à de la tôle ondulée, qu'à un plafond thérapeutique d'hospitalier. Il considéra surtout cette ombre épaisse à l'angle mort du faisceau de lumières ; les cils plissés, le regard attentif, il y gardait les yeux fixés. À attendre que l'éclat de l'aube, achève progressivement de découvrir la silhouette qui se dessinait au fur et à mesure dans cette pénombre.

Au dosage lumineux équivalent, l'identité physique de la stature apparue : c'était celle d'un homme accroupi ; robuste, chauve, de même taille que lui - enfin presque - ; les cils épaisses, les yeux foncés, le regard imposant et la peau couleur médaille de bronze. Quoiqu'il arborait un cache-nez, on y devinait avec aise qu'il avait des lèvres charnues de nègre.

Dès ce premier contact visuel, Vulriche eu cette même impression de reconnaitre ce portrait ; il était certain d'avoir déjà vu ces traits au moins une fois. Et pendant environ 4 minutes, les deux se regardaient fixement. Remplit de soupçons, chacun se posait la même question de savoir : " Où est-ce que j'ai eu déjà à rencontrer cet homme? "

- Hummm James !? À l'Institut Confucius !?

Le jeune Vulriche venait en effet de démasquer son camarade qui, ramenant son cache-nez en dessous de son menton, acquiesçait en ces mots :

- Oui c'est exacte Vulriche Zhū Féng ! Il ne me manquait plus que ce dernier caractère de mémoire vive, pour confirmer que t'es bel et bien le TGV444 que je connais !

Cette retrouvaille égailla tant soit peu, le climat ambiant de la pièce. James en effet, était lui aussi ressortissant du Donga-Mantung. Il habitait Sinna. Cependant, il était l'aîné académique de Vulriche à l'Institut Confucius. À sa sortie il y a 4 ans, il avait décroché par mérite, une bourse d'étude de quatre années pour la Chine.

- Mais que fais-tu là James ? c'est vrai que j'ai un peu la mémoire qui flanche, mais à ma dernière connaissance à ton sujet si je ne me trompe, tu devrais être encore en étude à Pékin !?

- C'est exact mon jeune frère ! Et rien n'a changé de tout ce que tu connais. Je suis juste au pays par contrainte ...

Lui coupant la parole, Vulriche s'exclama :

- Ah je comprends ! Ils t'ont aussi mis à la porte j'imagine !? D'ailleurs toute la presse écrite le rapporte depuis ces derniers temps ; comme ils asservissent depuis peu les ressortissants africains !! Elle raconte aussi comment ils...

- Non ! Non !! Non Vulriche !!! arrêt s'il te plait, cet élan de rage mon petit !! Tu es plein d'énergies négatives ! Suis au pays par contrainte sanitaire !! Je ne remets guère en question la véracité de ces informations ; soit ! Mais je te plains toi ! Ne concentre ton attention que sur ce qui te construit : " Stay focus please ! " Ne gardes-en vue que tes objectifs ! Osons pour progresser TGV ! Pour l'histoire, j'ai bouclé avec brio ma troisième année de formation en novembre dernier. Je m'apprêtais toutefois à subir le trimestre d'été, afin de prendre un peu de l'avance sur ma prochaine et dernière année ; qui d'ailleurs était censée débuter en fin février. Mais en décembre, est survenue à Wuhan une épidémie étrange dite de coronavirus, qui a tout bouleversé ; Vraiment tout TGV ! Puisque très vite, ce virus a commencé à gagner du terrain. Faisant des ravages humains au passage, et des centaines de contaminés au quotidien. J'étais aussi installé à Hubei non loin de l'épicentre. Cependant, due à cette montée en puissance du Covid au-delà même déjà de la province, le chef du gouvernement s'apprêtait à arrêter un décret ; qui interdirait toute transaction des biens et des personnes, de Hubei devenue foyer épidémique, avec le restant du pays. Heureusement pour moi, j'eus vent à temps de la rumeur. Et la veille du jour dit, je me résolu de revenir au pays par mesure de prudence ; espérant un prompte retour au calme. C'est alors qu'à ma descente de l'avion il y a exactement deux semaines aujourd'hui, l'équipe médicale de l'aéroport ; déjà alertée de la situation de la Chine, m'avait redirigé directement ici pour une quatorzaine d'observation.

À ces mots, la brève et récente joie des retrouvailles, refit place à la profonde affliction. Tenant sa tête dans ses paumes, le TGV444 s'écria d'une expiration de senescence :

- Ooh my Lord !! Quel virement brusque de l'histoire ! Quel désespoir !

- Vulriche sèche tes larmes s'il te plait ! L'épreuve est rude certes, mais l'histoire reste sainte !

- Aaah grand frère !! Si seulement l'histoire pouvait arracher à ma vie, la seule journée d'hier !

Resté imperturbable dans son coin, et indifférent de par ses émotions, James intercepta de plus belle et d'un ton quasi autoritaire :

- À t'observer depuis hier, je constate que tu dois avoir beaucoup souffert ! Et je regrette sincèrement que l'on ne se soit pas retrouver dans un conteste moins alarmant ! Toutefois je t'interdis absolument, tout blasphème à l'endroit de la providence ; du garant de l'éther !!

- (Rouge de colère) Mais à quoi ça sert James d'appartenir au 21e siècle, si l'on devrait encore souffrir et en mourir des effets d'un étique virus microscopique?? D'emblée, qu'est-ce que tu en sais même du mal des autres? Tu es très loin ne serait-ce que d'imager ce que j'ai dû traverser en l'espace seulement d'une journée !! Désolé, mais de ta part c'est décevant ; vraiment aberrant ! De tenter des badinages inouïs en présence des incompris. Analyse erronée, affectée au contenu latent des propos non verbaux ! C'est bas ! C'est de la paresse intellectuelle ! C'est barbare ! horrible même à la limite ! C'est moyenâgeux ! C'est digne de Shylock le marchand de Venise.

D'une voix calme, toujours tranquille, James poursuivit :

- Toutes ces diatribes pour conforter ta peine m'insupportent petit frère ! Déserte s'il te plait cette place de victime !! Un gagnant, ça cherche des solutions ! L'important n'est pas de savoir branler les difficultés éprouvées. Non ! Non plus de chercher à qui la faute ? Un bouc émissaire. Mais bien de chercher qu'est-ce qu'on en fait !?

- Aah le beau discours ! Que de la rhétorique creuse et vide ! Tenez-vous bien au chaud dans vos balcons en saillies ! Tous ces fuyards de la diaspora se reconnaissent à de pareils propos ! Aah le comble ! Mais sachez-le : vous êtes à des années-lumière de la réalité du pays !

- Mon très chers ; ne profanons pas le saint nom du progrès ! Il est déplacé et même prématuré, de désespérer si tôt de la science ! Faisons confiance à l'érudition en charge ! Cette pandémie n'est ni la première, et est très loin d'en être la dernière. La race humaine déjà a eu à endiguer le SARS, Ébola, la grippe H1N1, le MERS-COV, la grippe équine et des lèpres par centaines. Ce n'est pas une détresse respiratoire qui pourra nous tenir tête ! Je ne pense vraiment pas !

- Vaine tentative à la Mallarmé ! De toutes ces ovations pour orchestrer leur gloire, je n'en ai que faire ! Cela me fait outrage ! Nos Gouvernants font de la glaire qu'ils tartinent sur du pain sec des gagne-petit, et brimbalent par la suite leur soi-disant expertise à désintoxiquer. Ah ah ah ah que j'en ris ! C'est de l'ironie James ! putin de politique pyramidale ! Bravoure mafieuse : Qu'ils aillent au diable !!!

À ces mots, James stoppa net le dialogue ; il ne rétorqua plus. Toute forme autre d'essai de remontrance ou de persuasion, se serait très vite changée en éloge funèbre ; n'aurait fait que dégrader davantage l'état émotionnel du TGV, qui s'était remis à pleurer convulsivement.

Chapitre IV

La visite du Professeur NG, Chee .

4h de l'après-midi : Vulriche étendu sur sa fine couette vile, avait fini par s'endormir. James qui quant-à lui, attendait impatiemment le mot d'ordre hiérarchique afin de quitter disait-il ce catacombe de puit, - car il achevait en ce jour même sa quatorzaine d'observation - était éveillé. Assis, presque accroupis dans sa même posture ; calme, stoïque et indifférent à tout. Le regard agrafé sur Vulriche, et l'ouïe attentif aux moindres bruits de la trappe ; à attendre tel un guetteur de nuit, qu'on y frappe.

Soudain, la porte claque ! Un coup brusque s'abattit sur cette espèce d'exutoire. Une longue et solide jambe d'homme en uniforme, l'entrouvrait d'un geste foudroyant, comme pour écarter un danger. Ensuite, une silhouette de taille moyenne, effilée, costumée, à l'allure asiatique, tout de noir habillée avec un cache-nez à la figure, s'introduisit solennellement dans la pièce ; et on annonça le professeur NG, Chee : Professeur de psychiatrie de l'Université de Melbourne, professeur Directeur de clinique, Directeur du département de psychiatrie à l'unité internationale de la santé mentale de St Vincent, Directeur de site du Centre collaborateur de l'OMS pour la recherche et la formation santé mentale, et ancien secrétaire général du Pacific Rim College of Psychiatrists.

- Euh Professeur aussitôt ? S'écria James d'une voix vive.

La veille en effet, au vu de l'état psychique très dégradé de son ami, il avait fait appel au numéro vert qu'il avait emporté avec lui de Wuhan, pour demander de l'aide ; et n'était pas mal tombé. C'était le professeur NG, Chee ; l'un de ses enseignants d'université, qui l'avait entretenu et lui avait promis de passer voir son ami dès que possible. James y songeait encore, quand celui-ci fit éruption dans la pièce comme par apparition. C'était une surprise mêlée d'admirations. L'escorte qui l'avait mené jusque-là, l'installa un séant, et pris congé en lui remettant le bonsoir ; toujours machinalement.

D'un bond, James se mit sur ses pieds, fit furtivement quelques pas en avant sans toutefois aller à sa rencontre, et héla vivement son compagnon :

- Holà debout Vulriche nous avons de la visite !!

À ce fracas, le TGV qui était resté allonger, muet, pâle, en proie à des idées troubles, la face contre le mur qui faisait face à la porte, ouvrit grand les yeux ; cependant sans en être effrayé. À ce moment même, il y eu un silence funèbre de près d'une quinzaine de minutes en moyenne entre ces trois hommes. Silence interrompu seulement, par le râle sourd du mourant dont l'agonie commençait.

- Tā shì shéi ? - ce qui se traduit, " Qui est-il ? " -

Demandait ainsi le TGV d'une voix aigre et éraillée, demeuré cloîtré dans ses décrépitudes. Et sans attendre l'enchainé de la bienséance, le Professeur Chee pris lui-même le soin d'acheminer sa présentation :

- Wǒ tiāo Chee NG。Yīsheng hé jīngshén kē jiàoshòu zài àodàlìyà mòērběn dàxué。 - C'est-à-dire, je m'appelle Chee NG, docteur et professeur de psychiatrie à l'université de Melbourne en Australie -.

À ces mots, Vulriche se leva promptement, et s'assit sur son grabat solitaire, comme un religieux de l'ordre de Saint-Benoît ; silencieux, dos au mur, les jambes allongées.
À James de poursuivre :

- Duìbùqǐ lǎoshī, wǒmen de zhōngwen bù hǎo, qīng shuō mān yìdiàn ! - Désolé professeur, notre chinois n'est pas assez correct, veuillez à parler lentement s'il vous plaît ! -

Acquiesçant d'un geste de la tête, le professeur ; s'adressant toujours à Vulriche, poursuivit la conversation mais cette fois en langue française.

- Je suis ici à la demande de James mon brillant étudiant que voici, pour te venir en aide particulièrement. Je sais par quoi vous passez tous les deux en ce moment ! J'ai moi-même personnellement vu mourir des proches, à l'instar de Liu Fan de suite du covid. Pour le simple et même défaut de médicaments. Ce malgré toute l'assistance médicale qu'il avait à sa disposition. Il a suffoqué sous mon regard stérile. De même, à chaque instant qui passe, le monde enterre des cas similaires par centaines. C'est l'univers tout entier qui en est impliqué TGV ! L'organisation mondiale de la santé déjà à instruit une cellule spéciale, qui met en collaboration d'illustres chercheurs de toutes les nations, afin d'endiguer cette pandémie. De partout, des milliers d'essais cliniques sont produits chaque jour. Et bien qu'il soit rare de trouver des érudits naturalistes plutôt qu'aux naturalistes érudits ; pour ainsi paraphraser Jean-Jacques Ampère, il faut avouer que leurs apports en ces moments n'en sont pas des moindres ! C'est tous les secteurs médicaux qui s'attèlent à trouver un remède. Mais actuellement, seul le confinement s'avère efficace contre la progression du virus. Cependant cette procédure de sécurité génère des effets malfaisants chez les populations ; à répercussions importantes sur leurs santés mentales. Cette période d'isolement ; source de souffrances psychologiques, entraîne des disputes, des sentiments d'incertitudes, d'ennuis, de sollicitude ; étudiants bloqués à la maison, femmes enceintes craignant pour leurs bébés, et même une hausse dans les divorces ! Aucune couche sociale n'en est épargnée ! vraiment aucune TGV !! Même les médecins et infirmiers, font d'ailleurs partie des plus vulnérables ; Essentiellement quand ils doivent soigner des collègues malades. De plus, la propagande d'État ; diffusée en direct des antennes, qui les présentes invariablement comme des héros, les encensant d'ovations, sans doutes en guise de gratitudes à leurs dévouements ; pourrait avoir sur eux, des effets très compromettants ! De près, tu en es un cas palpable : Tant tu es connu et présenter dans ton entourage comme étant quelqu'un de fort, quelqu'un d'imperturbable, quelqu'un de serein. Vraisemblablement ! Toutefois, il est fort difficile maintenant pour toi d'avouer tes souffrances, tes faiblesses, tes craintes secrètes ; et ainsi, de demander de l'aide. C'est le propre des protagonistes. Vouloir toujours défendre leurs égos.

- Ah oui Docteur vous avez pleinement raison ! C'est vrai que j'ai peur. J'ose l'avouer seulement maintenant que vous me prêté main-forte. Et ce, au grand péril de ma honte ! J'ai des craintes secrètes Professeur ! Et au fur et à mesure que les drames se succèdent depuis hier, l'effroi et l'épouvante gagnent du terrain en mon être ! Au fil des heures Docteur, la douleur de ces malheurs ; tels des coups de scalpel dans la chair, entaille des lanières dans ma rigidité ! Je sens mon cœur déjà entamé ! J'ai même trop peur docteur ! L'algie physique n'est rien, mais son impact sur l'avenir ! Aaah j'ai des rêves à réaliser moi ! J'ai des aspirations Professeur ! Pourtant la mort se fait. . .

Interrompant cet élan de déchéance, le professeur s'éprit de compassion et le reprit par ces paroles :

- C'est normal d'avoir peur TGV !! Honnêtement, qui n'a pas peur, n'a point de courage ! En ces heures qu'il fait, c'est le genre humain tout entier qui est craintif ! Les sains craignent la contagion, et les infectés redoutent l'inhumation. Le numéro vert fait face à un flux croissant de personnes ayant du mal à surmonter ce bouleversement entraîné par le coronavirus. Nombre des hommes mariés même qui appellent, dissent en être épuisés et irritables ; surtout tentés de sombrer dans la violence conjugale.

- Aaah professeur ! (Poursuivit Vulriche le visage plissé et ridé de larmes) Chez nous ici, la plaie est deux fois plus profonde ! Vous n'avez qu'à regarder simplement l'état du site où nous sommes confinés !! La gestion de cette crise sanitaire ici au pays est pathétique. Le gouvernement retire les infectés de la société - déjà délaissée -, qu'il condamne catégoriquement à leurs propres sorts ; sous la couverture innocente de la mise en quarantaine. Pourtant, aucuns soins ! Aucune prise en charge véritable ! Aah professeur si vous saviez combien j'ai mal !

- (James) Aah oui professeur ! Pour avoir touché la chose du doigt, je le rejoins dans ses propos ; et je clame personnellement mon indignation !! Ce gouvernement est ivre d'irresponsabilité, et imbu d'avarice. Cette pandémie n'a fait que le mettre à découvert ; au grand jour. Ce gouvernement n’a enclenché l'état d'urgence sanitaire, que pour attirer sur lui l'aide des humanitaires, et le sponsoring de l'OMS ! Fonds qu'il ne destine d’ailleurs qu’à des comptes privés, dont il s'approprie par la suite. Intérêts égoïstes ! Ce, au grand péril de la pauvre communauté civile !! Cela fait exactement quinze bons jours aujourd'hui, que je suis dans ce taudis d'isolement, prétendu de prise en charge. Je n'ai reçu jusqu'ici aucun soin médical, aucune visite ; ne serait-ce que du personnel soignant ! Je n'ai eu droit qu’à un repas froid tous les soirs, qu’on me faisait parvenir par cette ouverture au bas de la porte.

- (Vulriche) Enfermés comme des chiens ! Dans l'obscurité et l'indifférence la plus totale, Professeur ; quels effets autres en attendre que de la haine, la rage, et l'excitation à la violence ?

- (James) Il nous confine en nombre docteur ! De divers horizons ! Sans gadgets de protection ! Aucun accessoire de mesures barrières ! Même pas la moindre trace d'un gel hydro alcoolique ! Pourtant ils reçoivent d'innombrables dons matériels Professeur !!!

- (Vulriche) C'est de l'infamie Professeur ! Une atteinte à la dignité humaine ! Une non-assistance à personne en détresse ! Un crime humanitaire Docteur !!!

- (James) Je me demande Professeur, si j'aurais dû m'enfuir de cette caverne, comme l'ont fait nombre de mes confrères insubordonnés, pourtant infectés !! Ma dernière prise de température remonte au Thermoflash du soir de mon embarcation de l'aéroport ! Parvenu à ce jour, je n'ai plus eu de suivi médical ; plus de rapports sur mon état de santé ! Tout ce qui me rassure, c'est juste que je sois encore debout c’est tout !

- (Vulriche) Aaaaah docteur !! Dites-moi que c'est un cauchemar ! Qu'il n'y a pas de guerre civile en sourdine dans mon village ! Dites-moi que ma famille est bien au complet, et pleine de vie ! Docteur, dites-moi que ce virus est une farce ! Que ma respiration semble de plus en plus difficile, à cause de la fatigue ! Ou alors, dites-moi qu'il y a une brèche d'espoir ; ne serait-ce qu'une lueur. Que les chercheurs sont en bonne voie ; ou même presque, de trouver un vaccin ! Docteur épinglez-moi s'il vous plaît ! Je saurai ainsi si je ne suis pas vraiment endormi ! Docteur !!! Dites-moi quelque chose !!! Qu'il y a encore quelqu'un dans cet État qui décide de quelque chose ! (Tombé à ces pieds face contre terre) Doctee…eur, promettez-moi que je vais m'en sortir !!! Ooh Seigneur, qu'est-ce que c'est que la vie si elle doit finir ainsi?

Il tomba alors dans un accablement profond, et se reprit à pleurer de plus belle. Il pleura sur sa mutilation, d'une douleur amère ; et se baigna de larmes égoïstes. Larmes à la fois de rages, de prières, et de doléances. Une heure se passa ainsi ; dans le silence des paroles, la totale consternation, les larmes, la méditation. Aucun bruit n'osa s'interférer. Même pas le murmure d'une brise légère. Ce fut un moment à la fois, lugubre et Angélique.

À sa vue, l'hôte s'émut et s'éprit d'une profonde tristesse. Cet homme au moral robuste, dans toute la force de l'âge, qui avait enseveli des proches avec la plus sereine impassibilité, succomba subitement à une sorte d'affliction peu déguisée. IL ferma les yeux pour ne plus voir coulés ces larmes de sang. La mélancolie s'insinuait sous toutes les formes de son visage. Deux larmes qui roulaient dans ses mirettes langoureuses, tombèrent le long de ses pommettes rouges fébriles. Il fermait les paupières, pourtant il voyait encore des malades abandonnés dans les ruelles ; mourant désespérément par manque de soins. Des infectés, hospitalisés pourtant, mais qui trépassaient littéralement par défaut de respiratoires. Et ces confinés depuis des mois déjà, qui attendent impatiemment sans suite favorable. Il entendait surtout ces cris de femmes violentées, abusées sexuellement et profondément meurtries, appelant sans cesse jours et nuits. Face à cette horrible souffrance, la conscience trouble et le visage blême, il demeura longtemps plus constrictif que Vulriche. Les premiers rayons du crépuscule qui passaient à travers les fentes et les ouvertures, jouaient sur sa chevelure en y faisant une auréole d'or ; un aspect messianique.

Tout à coup, le Professeur paru résolu : Essuyant discrètement ses pommettes du revers de sa veste, il frappa d'un coup sec le dallage, et se leva de son siège. Remit le TGV444 sur ses pieds en le tenant par les épaules. Fit diversion à son angoisse, en lui libellant d'un ton solennel, cet aveu :

Je te le promets Vulriche ! Sur l'honneur de ma profession. À toi, ainsi qu'à toute la race humaine dont l'anxiété, la thanatologie et la souffrance, sont ici totalement représentés. Ce, en la présence pluriel de Dieu, et de James ton aîné. Au nom de l'OMS, et de la confrérie mondiale de la recherche scientifique ; des volontaires, et des bénévoles de toute la terre ; des dignitaires, et de tous les singuliers anonymes. Au nom de tous ceux ; de près ou en ligne de front, qui d'une manière ou en secret dans l'ombre, sont engagés de plain-pied dans ce combat commun à faire reculer le covid-19, que : L'on trouvera le vaccin !

Je m'engage doublement et dès à présent, à retrousser les manches. Je repasserai en revue, tous les résultats de recherches des illustres praticiens africains. Je frapperai aux portes de Paris. J'irai même aux limites d'Asie s'il le faut. Je ferai appel à l'appréciation du Dr Zev Zelenko, et à l'expertise du Dr Didier Raoult. J'impliquerai tous mes proches collaborateurs

Russes. Je tâcherai de ne léser personne ! Et j'emporterai partout avec moi, les avancées de Wuchang. Puisqu'il existe une substance, un antigène capable d'améliorer spécifiquement la sensibilité des réactions sérologiques du corps, nous le trouverons ! Sois en rassuré.

Cette sorte de sermon lui était bien vague. Elle réanimait pourtant le pauvre Vulriche qui depuis un quart d'heure, ne pleurait plus. L'idée de reprendre le cours de sa vie ; d'assister à la toute première Coupe d'Afrique des Nations organiser par son pays ; de poursuivre ses projets, en occurrence celui de devenir célèbre interprète international ; le jetait dans une sorte de délire :

- Aah docteur si j'étais millionnaire, j'octroierai sans marchander, les trois quarts de ma fortune à l'homme qui me guérira. Mais voyez moi professeur, je suis un misérable ! Un pauvre diable ! Des plus pauvres diables de tout l'univers ! Je n'ai que ma gratitude à vous offrir. Docteur, si vous étiez soldat, je vous baptiserai Hiroo Onoda sur le champ ! Tant votre sens du devoir, votre abnégation et votre bravoure, forcent l'admiration ! Je ne sais que dire ; J'ai des sentiments qui se mêlent et je m'y perds ! Docteur, Faites comme vous l'avez dit ! Je m'en fie à vous.

C'est dans ces sentiments que le Professeur Chee ; leur remis une chemise pleine, réajusta avec empressement sa redingote, et pris congé d'eux en leur promettant de promptes nouvelles.

ChapitreV

La psychologie redessine l'avenir.

D'un pas ferme et décisif, le professeur Chee marchait tumultueusement. Il alignait plus machinalement les pas qu'à son arrivée. La demi-obscurité des couloirs du quatrième étage, ne lui constituait aucune gêne. Tant son visage ; ruisselant de rage, reflétait sans partage au passage, le faisceau d'idées lumineuses qui tombait en incidence dans son esprit. Au fond de l'âme, il était en proie à une certaine appréhension toute virile et Nord-Coréenne. Ainsi, bien qu'en cascade mais sans entraves, il dévalait aux pas gymnastiques, les longues marches qui serpentent le bâtiment A ; et déboucha presqu'avec fracas, à la guérite des gendarmes. L'épaisse rondelle de caoutchouc sous ses talons, tenue en place par une croix de métal que traversait une vis nickelé - talon tournant ; le comble du luxe moderne -, en rencontrant le pavage de pierre, produisait un vacarme extraordinaire, comparable parfois à des décharges d'artilleries, qui mit d'ailleurs en éveil l'escouade endormie. Sa sérénité était toutefois, on ne peut plus complète ; Quand demain devient trouble, seule l'accalmie nous clarifie la route. Récupérant son badge, il rejoignit sa voiture. Se dépouilla prestement de tous les vêtements qui ne lui étaient plus indispensables ;

jeta sur le siège gauche en cuire, sa redingote de taffetas noir, et sa veste. Desserra la cravate qui bouclait d'ailleurs magnifiquement bien, le col de sa chemise bleu marine ; épinglée de blanc à la boutonnière, dont il retroussa les manches jusqu'aux coudes. Ce sobre sexagénaire, qui tient un rang très distingué parmi ses confrères, et dont la réputation est bien étendue, se senti alors mieux installé ; car l'air commençait déjà à lui manquer. L'adrénaline qui s'était libérée dans ses veines, entraînait l'accélération de son cardio-vasculaire ; une augmentation de la force des contractions du cœur, et une hausse de la pression artérielle. Il s'était d'avantage fort engagé dans cette crise planétaire, où il allait jouer un grand rôle. Il prit une cassette dans le tiroir secret du carton de portière, qu'il recommanda à son cocher de glisser dans le lecteur. C'était la cadence de la marche des volontaires ; dont il suivait le rythme d'un va-et-vient sec de la tête. L'hymne de la Chine continentale, que Charles Antoine GAGNON son chauffeur, a bien voulu conserver et nous transcrire du mandarin :

Debout les gens qui ne veulent plus être des esclaves !

C'est avec notre chaire que nous bâtirons notre nouvelle grande muraille !

La nation connait son plus grand danger.

Chacun doit pousser un dernier cri.

Debout ! Debout ! Debout !

Nous qui ne faisons plus qu'un,

Bravons les tirs ennemis, marchons !

Bravons les tirs ennemis, marchons !

Marchons ! Marchons !

IL affirmait ainsi sa puissance un peu par défi contre le Covid, comme ces Belges qui viennent se vanter en France de leurs forces pour enjôler les filles.

Dans cette Jaguar noire, dévolue à son escorte, plus brillante de nuit, et plus attelée que la jactance énorme qui gonflait son esprit jusqu'à l'héroïsme, il reprit la route pour Nsimalen : direction Wuhan ; d'où le germe avait trouvé naissance.

« J'ai fait une promesse sur l'honneur ; il doit falloir la tenir ! »

Un malheur n'arrivant jamais seul, le virus se déclare, la maladie s'installe : Vulriche tousse davantage ; ce qui accroît considérablement sa température. Du coup son pouls s'accélère, et son mal de tête s'accentue. Il plie bientôt l'échine sous les douleurs des courbatures ; et en ressent même déjà le mal aux testicules. Au fil des jours, les organes de son corps ; ce doux architecture, ce chef-d'œuvre absolu, se nouent de relations de plus en plus discontinues : Sa gorge l'incommode, il perd le contrôle de l'odorat, et la perception du goût ; manque alors d'appétit, et s'affaiblit petit à petit. Ce qui entretient en persistant, de l'entéralgie au niveau du ventre. Son être se meurt peu à peu sans assistance.

Pourtant son morale et son esprit, sont on ne peut plus vivant.

- Ah James, l'Humanité étouffe derrière l'étoffe !
  Les égoïstes, les rusés et les hypocrites, peuvent s'en rougir !
  Plus besoin de masquer leurs sourires jaunes.

- Non TGV ! Ce n'est pas sous cet angle que tu devrais voir les choses !
  La coteline est un moyen adéquat, pour ralentir la pandémie.

- Soit ! Mais la naïveté n'est pas une excuse !
  Derrière ce même masque, siéent les remords de ses responsables !
  Navré que tu refuses d'apercevoir le verre qui se vide !

- C'est de l'ingratitude mon cher pessimiste !

- J'entrevoie dans tes propos, une crainte chronique ; de l'aveuglement, de l'irréalisme !

Pousser à nouveau vers la vie par cette espérance nouvelle du Professeur Chee, il se battait à garder l'oxygène, malgré ses muscles respiratoires qui s'atrophiaient. Si l'espoir fait vivre certains, chez lui il l'empêchait de mourir. Et devant cette force physique qu'il branlait assez bien en opposition à la flagellation que lui infligeait le Covid, la physionomie de James ; sa singulière compagnie - qui délibérément avait ajourné sa sortie d'isolement afin de soutenir son ami dans la période d'incubation du virus -, resté morne, reflétait une stupéfaction profonde.

Il pressentait que tout était joué pour le TGV ; que téléphoner à quiconque, ne servirait plus à grande chose. Ni les discussions de groupe en ligne, aucunement les exercices de méditation. Encore moins les musiques relaxantes, tel qu'avait prescrit le professeur à son départ. Pour lui, Vulriche n'avait plus besoin de rien ; tout le réconfort nécessaire lui était déjà ancré dans les veines. Alors James restait muet, à l'interdit, en hibernation. Il descendait souvent même dans des affres, face à la cruauté en si peu, du syndrome viral ; ce corps qui se meurt insensiblement, dans l'indolence médicale la plus totale. Pourtant debout vraisemblablement sur son mental, tel un têtu devant la mort.

2 août 2020 : À deux doigts de quitter ce ex-site de logement public de Yaoundé, pour la fosse commune dite de « bois de singes » de Douala, un courrier postal viens enjoliver sa langueur infernal : Une dose d'hydroxy chloroquine, en partance du CHU Timone de Paris.

Eeuuh !!! Vulriche abasourdi, défit vivement le paquetage, et avala avidement les prises.

À sa quatrième, la thérapie cellulaire déblaya ses douleurs, et lui remit doucement les pieds sur terre.

Fortifié, il escalada à coups sûrs les hauteurs de l'agonie, et réussit son propre évasion. Jadis déboussolé, il sortit alors avec des projets et des repères. Il respire désormais avec aise, et transpire ses émotions. Le TGV444 est bel et bien vivant ! Même James ne saurait encore en hésité ; qu'il croit en l'avenir, et sait que cela peut encore l'appartenir !

11 Aout 2020 - Soit 9 jours plus tard, - : Le Président Russe Vladimir Poutine, annonça officiellement dans les médias, qu'un vaccin ; développé localement par l'Institut Gamaleya de Moscou, offrait une " Immunité durable " contre le Covid-19 ; et avait reçu déjà, l'approbation réglementaire, après moins de deux mois d'essais cliniques sur les humains.

À ce relais d'information, Vulriche s'écria avec toute la détermination d'un coureur olympique en quête de médaille d'or, tel Nazret :

Plus vite, plus haut, plus fort !
Ah oui ! Maintenant ou dans 1 ans,
l'Homme reste un compétitif né !
L'art de se dépasser et dépasser les
autres, lui est inné !
Allez les Champions ! Vive le Japon !!

Émut, son garde malade le reprit de plus belle, le sourire aux lèvres :

Eeh !! Et quand je te le disais mon cher ! Le genre humain, l'Homme ; cette espèce insignifiante devant l'immensité de l'univers, n'est certainement pas le plus grand ; jamais ! Ni le plus fort sur la terre, certes ! Mais il est de loin, le seul à avoir développé l'intelligence : Un cerveau exceptionnel, qui lui permet d'anticiper, de comprendre, et d'inventer! Un encéphale qui lui confère une supériorité indiscutable ! Aah oui, vive la science !! Vive la compétence !!! Vive le progrès !!!!

- Ah oui mon très chers James ; Je l'avoue et le confesse ! Pour l'avenir, battons-nous à rester optimistes ! Donnons aux enfants de savoir que chaque génération est unique, et à essence constructive ! En guise de deuil, donnons leurs de savoir que demain n'est qu'une hypothèse, et que seul l'instant conscient est modifiable ! Soulignons leur surtout, la possibilité de rebâtir même sur les cendres. Consignons pour eux sur la pierre, cette ère qui a connu les sanglots de l'univers ; mais aussi la collégialité humaine sur toute la terre ; l'ingéniosité de la science, et la mise ensemble de toutes les divergences !

- Bravo mon frère ! Gravons surtout sur brillance, que chaque âge n'existe qu'à améliorer davantage le quotidien de sa descendance !

Si le TGV444 a les yeux vidés de larmes, c'est tant mieux ! Maintenant c'est son stylo qui saigne. Il grave jours et nuits à l'éveillé, des chroniques crues et ironiques sur du papier huilé. Quelquefois même, je me demandais : Cette terrible histoire, dois-je en parler ou m'en taire ? En parler ? Elle est trop cruelle ; personne ne la raconterait sans que la plume n'hésite, et que l'encre en écrivant, ne blanchisse de larmes. Tels des monologues interminables, qui hantent l'âme des survivants d'un naufrage ; traités très souvent de fabulistes ; hélas! J'étais en proie à l'incertitude. Vous savez, « l'Homme a sur lui la chaire ; qui est tout à la fois son fardeau et sa tentation. Il la traîne, et lui cède. Il doit la surveiller, la contenir, la réprimer, et ne lui obéir qu'à la dernière extrémité. » Comme l'a si bien dit Victor Hugo, dans son tome 1, Les Misérables.

Cependant, je m'étais mis assurément à la rédaction de quelques intrigues, dont je me souviens encore de la toute première ; écrite au soir même de mon soulagement à la chloroquine:

Un hommage à l'empereur de virus du siècle ; qui tient à sa couronne, et asservit le monde.

Un abécédaire à cet austère de souverain bactérien ; qui garde l'univers en alerte, et l'humanité en haleine.

Un apophtegme au sire des pathologies aux effets torrides ; qui booste convulsivement la température de ses proies, et atrophie leurs muscles respiratoires, jusqu'à l'asphyxie.

Un essai de maxime, en tribut à l'autocrate des toxines ; qui confine ses victimes, et pousse les indociles en exil.

Juste un humble proverbe, à son Altesse des germes ; dont la traversée du carrosse en mille lieux qu'il soit, produit un même et unique effet similaire : Désert humain.

C'est d'une main vite, avide et en transe, que je t'aligne ces quelques lignes de thèmes : Chaque mandat ne cours qu'à son terme !

J'en étais soulagé ! Ce confinement pour moi, était un temps de rétrospection. Être forcé de rester chez soi a des effets négatifs certainement! Malgré tous, aucune fatalité ! Puisqu'il existe de multiples façons de dégager son esprit, comme le disait le Professeur Chee. Le silence, c'est juste l'interruption du bruit ; et ce n'est pas parce que le quotidien est interrompu, que la vie doit s'arrêter ! Aux côtés de James, j'ai quand même avoué la nécessité d'en être assisté. Heureusement pour le reste, que le confinement total est quasi impossible sur toute l'étendue du continent africain ;

> Cœur du monde, l'Afrique est !
> Pour tout le monde, reste une demeure ;
> le berceau de l'hospitalité, du social véritable !
>
> Aucun décret ; présidentiel soit, ne saurait lui arracher ce luxe, qu'est le vivre ensemble : Abat le virus !
>
> On a une force et une foi ; la force du nombre, et l'antidote dans la voix ! Empêche nous de nous réunir Covid, nous t'ôterons de cette vie ; promis !

Un moment, je paru décidé ! Aux côtés de Gertrude et Marceline ; ma famille retrouvée, je me résolu de participer moi aussi au recul de la pandémie, puisque le combat continu. Je me mis alors à écrire mon arme ; mon tout premier livre que voici, l'agonie d'un infecté ; sous la sentence du Covid-19 :

En coup de cœur, aux personnes lésées ; doublement déchues, en atroce agonie par manque de compassion des autorités administratives ; et plus accablées encore sous les coups du coronavirus.

En guise d'hommage à tous les anonymes disparus, et de réconfort à tous les célébrités infectés.

En motion de soutien à toute la ligne de front devenue somnambule, et aux humanitaires à bout de forces, pour tant d'efforts non ménagers.

Une lettre ouverte à la République, une alerte, un cri de dénonciation ; de la conjonction des maux sociaux, qui procèdent simplement d'une incurie administrative. Mais aussi un appel à qui de droit, pour la conformité des détenteurs du véto.

Un texte conscient de novice, qui met simplement le vécu sur écrit en usant des mots courants, et qui se veut exempt de l'inclémence des érudits critiques.

Enfin, un essai qui traduit à suffisance, la volonté manifeste de la jeunesse Africaine.

Cordialement!

Table des matières

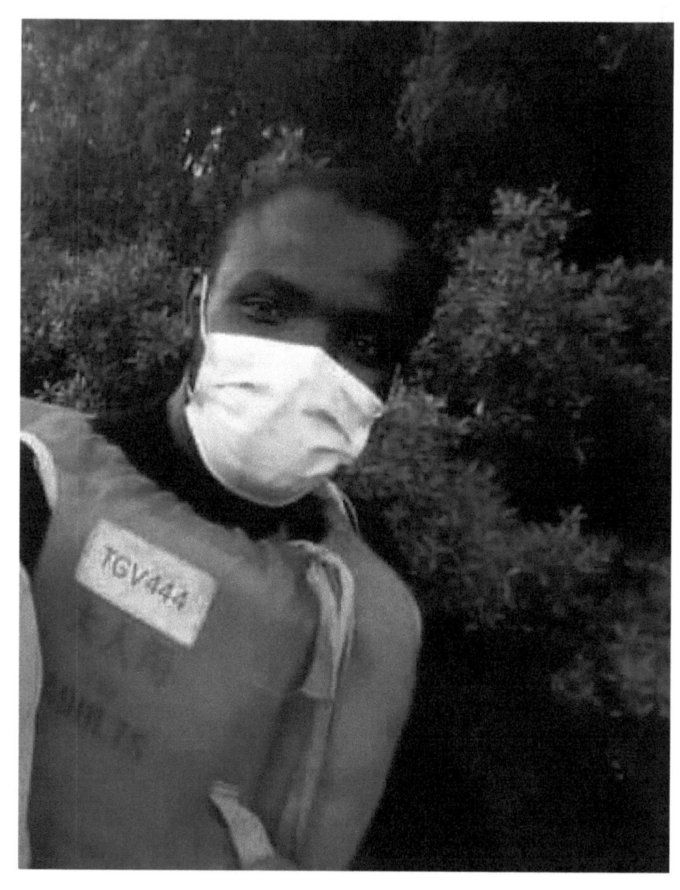

Guenaul TCHOUFONG,
L'agonie d'un infecté ; sous la sentence du covid-19. Douala 2020

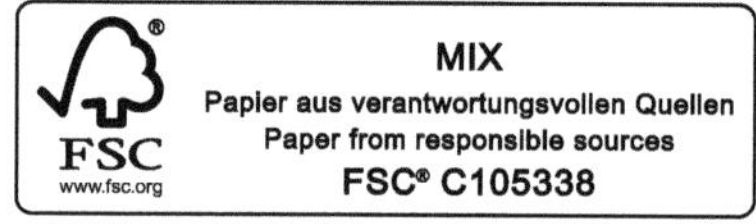

Printed by Books on Demand GmbH, Norderstedt / Germany